全国中医药专业技术资格考试
中药专业(初级士)考前冲刺2000题

全国中医药专业技术资格考试命题研究组 编

中国中医药出版社
·北 京·

图书在版编目（CIP）数据

中药专业（初级士）考前冲刺2000题/全国中医药专业技术资格考试命题研究组编．—北京：中国中医药出版社，2021.1

（全国中医药专业技术资格考试通关系列）

ISBN 978-7-5132-6349-8

Ⅰ.①中⋯　Ⅱ.①全⋯　Ⅲ.①中药学-资格考试-习题集　Ⅳ.①R28-44

中国版本图书馆CIP数据核字（2020）第150136号

中国中医药出版社出版

北京经济技术开发区科创十三街31号院二区8号楼

邮政编码　100176

传真　010-64405750

山东百润本色印刷有限公司印刷

各地新华书店经销

开本787×1092　1/16　印张12.25　字数303千字

2021年1月第1版　2021年1月第1次印刷

书号　ISBN 978-7-5132-6349-8

定价　52.00元

网址　www.cptcm.com

答疑热线　010-86464504

购书热线　010-89535836

维权打假　010-64405753

微信服务号　zgzyycbs

微商城网址　https://kdt.im/LIdUGr

官方微博　http://e.weibo.com/cptcm

天猫旗舰店网址　https://zgzyycbs.tmall.com

如有印装质量问题请与本社出版部联系（010-64405510）

版权专有　侵权必究

使用说明

为进一步贯彻人力资源和社会保障部、国家卫生健康委员会及国家中医药管理局关于全国卫生专业技术资格考试的有关精神，进一步落实中医药专业技术资格考试的目标要求，国家中医药管理局人事教育司委托国家中医药管理局中医师资格认证中心颁布了最新版《全国中医药专业技术资格考试大纲》。

为了配合新大纲的实施，帮助考生顺利通过考试，我们组织高等中医药院校相关学科的优秀教师团队，依据新大纲编写了相应的《全国中医药专业技术资格考试通关系列丛书》。

本书习题按照新大纲，根据历年真卷考点出现频率进行排布，与真实试题相似度极高。力求让考生感受最真实的专业技术资格考试命题环境，使考生在备考时能够对考试的整体情况有更全面的认识和把握，在阶段性复习和临考前能够全面了解自身对知识的掌握情况，做到查缺补漏、有的放矢。

目 录

中药学 …………………………………………………………………………………… 1
方剂学 …………………………………………………………………………………… 31
中医学基础 ……………………………………………………………………………… 52
药事管理学 ……………………………………………………………………………… 81
中药炮制学 ……………………………………………………………………………… 110
中药鉴定学 ……………………………………………………………………………… 122
中药药剂学 ……………………………………………………………………………… 149
中药调剂学 ……………………………………………………………………………… 172

中 药 学

一、A 型题（单句型最佳选择题）

答题说明：

以下每一道考题下面有 A、B、C、D、E 五个备选答案。请从中选择一个最佳答案。

1. 对于表寒里热、上热下寒、寒热中阻而致的寒热错杂的复杂病证，应当用
   A. 寒性药物
   B. 温性药物
   C. 凉性药物
   D. 寒热药物并用
   E. 大热药物

2. 多用于体虚多汗、肺虚久咳的药物是
   A. 酸味药
   B. 苦味药
   C. 甘味药
   D. 辛味药
   E. 咸味药

3. 中毒的主要原因不包括
   A. 剂量过大
   B. 误服伪品
   C. 炮制不当
   D. 配伍不当
   E. 药温太低

4. 以下药物均可治疗头痛，由于归经的不同，主要用于治疗厥阴经头痛的是
   A. 白芷
   B. 羌活
   C. 柴胡
   D. 吴茱萸
   E. 细辛

5. 以下药物属于升浮药的是
   A. 牡蛎
   B. 旋覆花
   C. 蔓荆子
   D. 决明子
   E. 枳实

6. 归经学说的理论基础是
   A. 阴阳学说
   B. 五行学说
   C. 脏腑经络学说
   D. 临床实践
   E. 气味学说

7. 具有发散，行气作用的药物其性味大多是
   A. 甘
   B. 酸
   C. 咸
   D. 苦
   E. 辛

8. 温热药物具有的作用是
   A. 解毒
   B. 凉血

· 1 ·

C. 清热
D. 泻火
E. 温里

9. 升浮药性的性味是
   A. 辛、甘、温、热
   B. 辛、苦、温、热
   C. 酸、苦、咸、凉
   D. 酸、苦、咸、寒
   E. 酸、甘、温、热

10. 苦的效用包括
    A. 能收
    B. 能行
    C. 能坚
    D. 能和
    E. 能利

11. 补虚药多数具有的味是
    A. 甘
    B. 辛
    C. 苦
    D. 咸
    E. 酸

12. 中药升降浮沉的作用是
    A. 性质
    B. 趋向
    C. 部位
    D. 功能
    E. 性味

13. 五味的阴阳属性,属阳的一组是
    A. 辛、甘、咸
    B. 酸、苦、淡
    C. 甘、淡、苦
    D. 辛、甘、淡
    E. 辛、苦、酸

14. 归经的含义是
    A. 药物对于机体有无毒副作用
    B. 药物具有的寒、热、温、凉四种性质
    C. 药物对于机体某部分的选择性作用
    D. 药物具有的升、降、浮、沉的作用趋向
    E. 药物具有的辛、甘、酸、苦、咸五种味道

15. 确定归经学说的理论基础的是
    A. 阴阳学说
    B. 药性理论
    C. 药味理论
    D. 五行学说
    E. 脏腑经络理论

16. 中药的毒性的含义是
    A. 配伍不当出现的反应
    B. 药不对证出现的不良反应
    C. 常规剂量出现的与治疗无关的不适反应
    D. 中药的偏性
    E. 服药后出现过敏反应

17. 党参归经于
    A. 脾经
    B. 肺经
    C. 心经
    D. 胃经
    E. 肝经

18. 根据药物的质地,主升浮的药物多为
    A. 贝壳
    B. 矿物
    C. 果实
    D. 花、叶
    E. 种子

19. 具有收涩作用的药味是
    A. 辛
    B. 酸
    C. 甘

D. 苦
　　E. 咸

20. 寒凉性所表示的作用不包括
　　A. 清热
　　B. 泻火
　　C. 凉血
　　D. 化湿
　　E. 解暑热

21. 甘味药的作用是
　　A. 发散、行气血
　　B. 补益、和中
　　C. 软坚、泻下
　　D. 收敛、固涩
　　E. 燥湿、降泄

22. 咸味药物的不良作用是
　　A. 腻膈碍胃
　　B. 收敛邪气
　　C. 伤津、伐胃
　　D. 耗气伤阴
　　E. 能伤脾胃及脉凝泣而变色

23. 关于药物归经的表述方法，不正确的是
　　A. 归大肠经
　　B. 归三焦经
　　C. 入太阳膀胱经
　　D. 入阳明经
　　E. 入太阴心经

24. 十九畏中硫黄畏
　　A. 朴硝
　　B. 硼砂
　　C. 朱砂
　　D. 珍珠
　　E. 雄黄

25. 关于七情配伍，下列说法不正确的是

　　A. 中药配伍，即根据病情、治法和药物的性能，选择两种以上药物同用的用药方法
　　B. 相使，即性能类似的药物合用，可增强原有疗效
　　C. 相须，即性能功效有某种共性的两药同用，一药为主，一药为辅，辅药能增强主药的疗效
　　D. 相恶，即两种药合用，能产生或增强不良反应
　　E. 相须、相使表示拮抗

26. 下列各组药物中，属于配伍禁忌的是
　　A. 巴豆与牵牛
　　B. 牙硝与郁金
　　C. 丁香与三棱
　　D. 官桂与五灵脂
　　E. 人参与赤石脂

27. 表示减毒配伍关系的是
　　A. 相须，相使
　　B. 相恶，相反
　　C. 相畏，相杀
　　D. 相须，相畏
　　E. 相恶，相杀

28. 黄芪与茯苓配伍，这种配伍关系是
　　A. 相须
　　B. 相使
　　C. 相反
　　D. 相恶
　　E. 相畏

29. 下列与瓜蒌相反的药物是
　　A. 乌头
　　B. 甘草
　　C. 海藻
　　D. 藜芦
　　E. 细辛

30. 生姜和半夏配伍,生姜可以降低半夏的毒性,生姜对半夏而言是
   A. 相须
   B. 相杀
   C. 相使
   D. 相畏
   E. 相反

31. 治疗胁痛易怒、抽搐惊悸等症当选用的药物是
   A. 归心经的药物
   B. 归肝经的药物
   C. 归肾经的药物
   D. 归肺经的药物
   E. 归脾经的药物

32. 被誉为"久泻久痢之涩肠止泻之圣药"的是
   A. 罂粟壳
   B. 五倍子
   C. 肉豆蔻
   D. 五味子
   E. 赤石脂

33. 宜睡前服用的是
   A. 补益药
   B. 治疟药
   C. 安神药
   D. 慢性病
   E. 对肠胃有刺激的药物

34. 入煎剂宜包煎的药物是
   A. 菊花
   B. 番泻叶
   C. 附子
   D. 旋覆花
   E. 桔梗

35. 莲子具有的功效是
   A. 敛肺止咳,益气生津,补益肝肾
   B. 涩肠止泻,益气生津,益肾养心
   C. 养心安神,益气生津,补脾止泻
   D. 涩肠止泻,益肾养心,固精止带
   E. 补脾止泻,益肾养心,固精止带

36. 健胃消食药的服药时间是
   A. 饭前服
   B. 饭后服
   C. 多次分服
   D. 空腹时服
   E. 腹痛时服

37. 山茱萸的性味是
   A. 酸、涩,微温
   B. 甘、涩,温
   C. 甘、涩,平
   D. 酸、涩,寒
   E. 酸、甘,温

38. 对胃肠道有刺激性的药物宜
   A. 饭前服
   B. 饭后服
   C. 睡前服
   D. 空腹服
   E. 不拘时服

39. 贝壳、甲壳、化石等类药物入汤剂的用法是
   A. 先煎
   B. 后下
   C. 另煎
   D. 布包煎
   E. 烊化兑服

40. 下列各药,入汤剂用法错误的是
   A. 滑石布包入汤剂
   B. 琥珀入汤剂先煎
   C. 钩藤入汤剂后下
   D. 雷丸研末温开水调服
   E. 麝香入丸散服

41. 入煎剂需先煎的药物是
   A. 大黄
   B. 附子
   C. 番泻叶
   D. 桔梗
   E. 车前子

42. 柴胡在治疗少阳证时常与之配伍的是
   A. 黄柏
   B. 升麻
   C. 黄连
   D. 黄芩
   E. 薄荷

43. 苍耳子可以
   A. 散风止痛
   B. 疏肝破气
   C. 柔肝止痛
   D. 养益肝阴
   E. 平肝潜阳

44. 下列既能疏散退热、疏肝解郁,又能升阳举陷的中药材是
   A. 牛蒡子
   B. 桑叶
   C. 蔓荆子
   D. 柴胡
   E. 薄荷

45. 下列诸药均能通鼻窍,治鼻渊头痛,其中兼温肺化饮,治寒饮咳喘及少阴头痛的药物为
   A. 苍耳子
   B. 白芷
   C. 辛夷
   D. 细辛
   E. 鹅不食草

46. 下列能外散风热,内解热毒,上宣肺气,下利二便的药物为
   A. 升麻
   B. 牛蒡子
   C. 蝉蜕
   D. 薄荷
   E. 菊花

47. 下列能燥湿止带的药物为
   A. 防风
   B. 白芷
   C. 羌活
   D. 藁本
   E. 苍耳子

48. 下列善治阳明经眉棱骨痛的药物为
   A. 藁本
   B. 蔓荆子
   C. 白芷
   D. 细辛
   E. 柴胡

49. 可以治疗水肿脚气的药物是
   A. 生姜
   B. 香薷
   C. 防风
   D. 羌活
   E. 白芷

50. 桂枝具有的功效是
   A. 发汗解表,温脾暖肝
   B. 发汗解表,温经止血
   C. 发汗解表,温胃止呕
   D. 发汗解肌,温经通阳,助阳化气
   E. 发汗解表,宣肺平喘,利水消肿

51. 外感风寒表证兼气滞胸闷不舒者,首选的药物是
   A. 防风
   B. 白芷

C. 紫苏
D. 生姜
E. 麻黄

52. 外感风寒表证、外感风热表证均可使用的药组是
   A. 麻黄、桂枝
   B. 紫苏、生姜
   C. 细辛、白芷
   D. 荆芥、防风
   E. 羌活、独活

53. 下列何种药物能升发清阳,鼓舞脾胃清阳之气上升而奏止泻痢之效
   A. 芦根
   B. 天花粉
   C. 葛根
   D. 薄荷
   E. 淡豆豉

54. 既能解表散寒,祛风止痛,通鼻窍;又能燥湿止带,消肿排脓的药物是
   A. 白芷
   B. 荆芥
   C. 防风
   D. 苍术
   E. 羌活

55. 外散风热,内疏肝郁,且有利咽透疹之功的药物是
   A. 柴胡
   B. 薄荷
   C. 菊花
   D. 蝉蜕
   E. 葛根

56. 具有疏肝解郁行气功效的药物是
   A. 薄荷
   B. 牛蒡子

C. 蝉蜕
D. 桑叶
E. 菊花

57. 葶苈子的功效是
   A. 宣肺平喘
   B. 补肺平喘
   C. 敛肺平喘
   D. 泻肺平喘
   E. 降气平喘

58. 下列各项,不属蝉蜕功效的是
   A. 疏散风热
   B. 透疹止痒
   C. 息风止痉
   D. 明目退翳
   E. 宣通鼻窍

59. 治疗风热,肝热之目赤肿痛的首选药组是
   A. 菊花、麻黄
   B. 薄荷、柴胡
   C. 桑叶、菊花
   D. 蝉蜕、牛蒡子
   E. 蝉蜕、柴胡

60. 善于疏解半表半里之邪,具有和解退热功效的药物是
   A. 菊花
   B. 柴胡
   C. 升麻
   D. 桑叶
   E. 蝉蜕

61. 与桂枝配伍可调和营卫的是
   A. 麻黄
   B. 赤芍
   C. 紫苏
   D. 白芍

E. 白芷

62. 下列可用于治疗流行性腮腺炎的是
    A. 麻黄
    B. 桂枝
    C. 柴胡
    D. 葛根
    E. 细辛

63. 以下不属于煎汤代水的药物是
    A. 灶心土
    B. 玉米须
    C. 丝瓜络
    D. 蒲黄
    E. 金钱草

64. 桑叶配菊花的作用是
    A. 增强平喘止咳之功,适于治疗咳喘气逆
    B. 增强清解半表半里邪热之功
    C. 增强疏散风热、平肝明目之功
    D. 增强调和营卫、散风敛营之功
    E. 增强清肺平喘兼透表热的功效,适用于治疗肺热咳喘

65. 白芷善治的头痛为
    A. 偏头痛
    B. 太阳头痛
    C. 阳明头痛
    D. 厥阴头痛
    E. 巅顶头痛

66. 下列药物中既能发表散风,炒炭又长于理血止血的是
    A. 桑叶
    B. 防风
    C. 紫苏
    D. 荆芥
    E. 牛蒡子

67. 下列具有发汗平喘利尿功效的药物为
    A. 荆芥
    B. 防风
    C. 桂枝
    D. 麻黄
    E. 羌活

68. 细辛不能治疗的是
    A. 鼻渊头痛
    B. 寒饮咳喘
    C. 风寒头痛
    D. 阳亢头痛
    E. 风湿痹痛

69. 麻黄用于发汗解表宜
    A. 蜜炙
    B. 酒炒
    C. 生用
    D. 醋制
    E. 煨用

70. 外能发散风寒,内能温经通阳的药物是
    A. 肉桂
    B. 葱白
    C. 麻黄
    D. 生姜
    E. 桂枝

71. 长于祛风解表的药组是
    A. 麻黄与桂枝
    B. 桑叶与菊花
    C. 荆芥与防风
    D. 葛根与升麻
    E. 紫苏与生姜

72. 疮疡初起兼有表证应首选的药物为
    A. 麻黄
    B. 香薷
    C. 桂枝

D. 荆芥
E. 防风

73. 具有发表散寒,行气宽中,解鱼蟹毒作用的药物为
    A. 荆芥
    B. 防风
    C. 紫苏
    D. 陈皮
    E. 桔梗

74. 不能清虚热的药物是
    A. 生地黄
    B. 知母
    C. 青蒿
    D. 黄柏
    E. 黄连

75. 关于龙胆草的功效与主治下列说法正确的是
    A. 既清热泻火燥湿,又疏肝和胃制酸,治疗肝火犯胃、湿热中阻之呕吐泛酸
    B. 既能清热凉血、养阴护营,又能滋阴降火、润燥滑肠,还善解毒散结而疗肿毒结核
    C. 既善退虚热、凉血热,又兼透散。既治阴虚发热、小儿疳热;又治营血分有热及阴分伏热等证
    D. 治疗热病高热烦躁神昏,内热心烦不寐,胃火牙痛,口舌生疮
    E. 治疗肝火上炎之头痛目赤、耳聋胁痛等

76. 治疗湿热黄疸,阴肿阴痒,宜选用
    A. 夏枯草
    B. 龙胆草
    C. 黄柏
    D. 地黄
    E. 黄连

77. 下列不能清肺胃之热的是
    A. 石膏
    B. 芦根
    C. 龙胆草
    D. 知母
    E. 天花粉

78. 下列药物中功能为清热解毒,祛痰利咽,散结消肿的是
    A. 青黛
    B. 射干
    C. 马勃
    D. 牛黄
    E. 玄参

79. 治疗温毒发斑,痄腮丹毒,宜选用
    A. 连翘
    B. 金银花
    C. 生地黄
    D. 大青叶
    E. 紫花地丁

80. 既能治疗热毒疮疡,又能治疗风热外感的药物为
    A. 黄连
    B. 蒲公英
    C. 黄芩
    D. 牛黄
    E. 金银花

81. 下列药物中既能清热泻火,又可滋阴润肺的是
    A. 竹叶
    B. 栀子
    C. 芦根
    D. 知母
    E. 石膏

82. "疮家圣药"是指

A. 金银花
B. 连翘
C. 蒲公英
D. 紫花地丁
E. 野菊花

83. 清解肺胃气分实热之要药首推
A. 石膏
B. 生地黄
C. 滑石
D. 黄连
E. 黄芩

84. 治疗湿热下注之足膝红肿热痛，当选用
A. 羌活、独活
B. 苦参、茯苓
C. 白芷、苍耳子
D. 黄柏、苍术
E. 细辛、防风

85. 治疗梅毒恶疮常用的药是
A. 蒲公英
B. 紫花地丁
C. 穿心莲
D. 土茯苓
E. 板蓝根

86. 治疗阴虚燥咳，干咳少痰，最佳的一对配伍用药是
A. 石膏与知母
B. 黄连与瓜蒌
C. 知母与贝母
D. 芦根与天花粉
E. 地骨皮与桑白皮

87. 治痰盛咳喘和热结痰盛咽喉肿痛宜选的药物为
A. 板蓝根
B. 蒲公英

C. 金银花
D. 射干
E. 牛黄

88. 栀子的归经是
A. 心、肺、胃、三焦经
B. 心、肝、胃、肺经
C. 心、肺、胆、膀胱经
D. 心、胃、肝、胆经
E. 心、胃、肺、膀胱经

89. 既能清热凉血，又能养阴生津的是
A. 天花粉
B. 生地黄
C. 赤芍
D. 牡丹皮
E. 白薇

90. 夏枯草的药用部位是
A. 全草
B. 枝叶
C. 根
D. 带花的果穗
E. 叶片

91. 下列选项，不属治疗肝火目赤肿痛的药组是
A. 夏枯草、密蒙花
B. 龙胆、赤芍
C. 青葙子、决明子
D. 石决明、谷精草
E. 女贞子、枸杞子

92. 清热安胎，首选的药物是
A. 枯黄芩
B. 子黄芩
C. 清炒黄芩
D. 酒黄芩
E. 黄芩炭

93. 上以清肺、中以凉胃、下泻肾火的药物是
   A. 黄柏
   B. 栀子
   C. 知母
   D. 地骨皮
   E. 生地黄

94. 长于鼓舞脾胃清阳之气而治疗湿热泻痢、脾虚泄泻的药物是
   A. 葛根
   B. 薄荷
   C. 桑叶
   D. 芦根
   E. 天花粉

95. 内服能够清热泻火、除烦止渴,火煅外用能够敛疮生肌、收湿、止血的药物是
   A. 石膏
   B. 知母
   C. 栀子
   D. 芦根
   E. 竹叶

96. 治疗胃火上炎的头痛、牙龈肿痛,首选的药组是
   A. 玄参、黄芩
   B. 知母、贝母
   C. 石膏、升麻
   D. 紫苏、生姜
   E. 龙胆、黄柏

97. 治疗心火上炎,口舌生疮,小便不利,首选的药物是
   A. 黄连
   B. 栀子
   C. 芦根
   D. 淡竹叶
   E. 黄柏

98. 既能退虚热,又能除疳热的药物是
   A. 青蒿、地骨皮
   B. 胡黄连、银柴胡
   C. 地骨皮、胡黄连
   D. 白薇、地骨皮
   E. 银柴胡、知母

99. 治疗湿热所致的腹泻、痢疾及胃热所致呕吐,首选药物是
   A. 黄芩
   B. 黄连
   C. 黄柏
   D. 大黄
   E. 龙胆

100. 既能清热燥湿,又善于治疗下焦湿热诸证和阴虚发热的药物是
   A. 黄芩
   B. 黄连
   C. 黄柏
   D. 知母
   E. 龙胆

101. 阴虚火旺、肺肾阴虚所致盗汗、骨蒸潮热、心烦等症,首选的药组是
   A. 天花粉、沙参
   B. 石膏、知母
   C. 黄柏、知母
   D. 黄芩、地骨皮
   E. 牡丹皮、桑白皮

102. 既能清热燥湿,又能泻肝胆火的药物是
   A. 决明子
   B. 龙胆
   C. 黄柏
   D. 黄连
   E. 菊花

103. 下列选项,不属苦参功效的是

A. 燥湿
B. 利尿
C. 清热解毒
D. 杀虫止痒
E. 凉血化瘀

104. 治疗肠痈的要药是
    A. 鱼腥草
    B. 土茯苓
    C. 败酱草
    D. 紫花地丁
    E. 蒲公英

105. 表邪未解及实热积滞者不应使用的药物是
    A. 赤石脂
    B. 芡实
    C. 金樱子
    D. 乌梅
    E. 椿皮

106. 用治热陷心包引起的高热、神昏、谵语，首选的药组是
    A. 石膏、知母
    B. 银柴胡、胡黄连
    C. 赤芍、金银花
    D. 黄连、连翘
    E. 玄参、牡丹皮

107. 大青叶、板蓝根、青黛的共同功效是
    A. 清热解毒，燥湿
    B. 清热解毒，凉血
    C. 清热解毒，利湿
    D. 清热解毒，利水消肿
    E. 清热解毒，活血止痛

108. 善治乳痈，人称"乳痈良药，通淋妙品"的药物是
    A. 蚤休

B. 连翘
C. 夏枯草
D. 蒲公英
E. 金银花

109. 下列既清热燥湿，又杀虫、止痒、利尿的药物为
    A. 黄柏
    B. 黄芩
    C. 苦参
    D. 黄连
    E. 白鲜皮

110. 治外感热病热入营血之高热神昏谵语，以及火热内生之血热妄行等，应使用的药物为
    A. 清热泻火药
    B. 清热凉血药
    C. 清虚热药
    D. 清热燥湿药
    E. 清热解毒药

111. 知母的功效为
    A. 清热泻火，除烦止渴
    B. 清肺化痰，软坚散结
    C. 清热泻火，滋阴润燥
    D. 清热生津，除烦止呕
    E. 清热生津，消肿排脓

112. 青蒿的功效为
    A. 清退虚热，凉血解暑，发表
    B. 清退虚热，祛暑利湿，截疟
    C. 清退虚热，凉血解暑，益阴
    D. 清退虚热，和中化湿，利水
    E. 清退虚热，凉血解暑，截疟

113. 贯众取其止血之功宜
    A. 炒炭
    B. 醋炙

C. 酒炙

D. 生用

E. 煨用

114. 清热药是
- A. 药性寒凉,以透解里热为主要作用的药物
- B. 药性寒凉,以清解表热为主要作用的药物
- C. 药性寒凉,以清解半表半里之热为主要作用的药物
- D. 药性寒凉,以清解里热为主要作用的药物
- E. 药性寒凉,以清热利湿为主要作用的药物

115. 有凉血而不留瘀、活血而不动血之特点的药物是
- A. 地黄
- B. 赤芍
- C. 玄参
- D. 当归
- E. 牡丹皮

116. 黄芩的功效为
- A. 清热燥湿,泻火解毒,凉血消肿
- B. 清热燥湿,祛风止痒,利尿通淋
- C. 清热燥湿,泻火解毒,坚肾阴
- D. 清热燥湿,泻火解毒,凉血安胎
- E. 清热燥湿,泻肝定惊,降血压

117. 青黛的功效不包括
- A. 清热解毒
- B. 清肝泻火
- C. 解毒消斑
- D. 燥湿消肿
- E. 清热定惊

118. 下列既能清泄肺热,又善退虚热的药物为
- A. 黄芩
- B. 浙贝母
- C. 青蒿
- D. 地骨皮
- E. 桑白皮

119. 下列善活血散瘀、清热解毒、利尿的药物为
- A. 小蓟
- B. 白茅根
- C. 怀牛膝
- D. 川牛膝
- E. 土牛膝

120. 小檗碱降压作用的机理是
- A. 阻断血管运动中枢
- B. 竞争性阻断血管壁 α 受体
- C. 竞争性阻断心肌 β 受体
- D. 直接扩张外周血管
- E. 抑制心肌收缩力

121. 善清肺经实热,可用于治疗肺热咳喘的药物是
- A. 石膏
- B. 知母
- C. 芦根
- D. 天花粉
- E. 淡竹叶

122. 下列功效及主治病证均相同的药组是
- A. 郁李仁、火麻仁
- B. 甘遂、芫花
- C. 巴豆、芒硝
- D. 红大戟、京大戟
- E. 京大戟、芫花

123. 芦荟多入丸散剂的原因是
- A. 贵重药材
- B. 容易粘锅

C. 味极苦且气臭难服

D. 难溶于水

E. 不溶于水

124. 下列能泻水逐饮,祛痰止咳的药物是

A. 甘遂

B. 芫花

C. 牵牛子

D. 大黄

E. 商陆

125. 下列具有消肿散结功效的药物是

A. 芫花

B. 巴豆

C. 甘遂

D. 芦荟

E. 牵牛子

126. 善于清透阴分伏热,为治无汗骨蒸之要药的是

A. 赤芍

B. 白薇

C. 丹参

D. 生地黄

E. 牡丹皮

127. 巴豆入丸散剂,每次的用量是

A. 0.01~0.03g

B. 0.1~0.3g

C. 1~3g

D. 0.5~1.5g

E. 3~5g

128. 水肿胀满、大便秘结、小便不利,首选的药物是

A. 大黄

B. 牵牛子

C. 番泻叶

D. 巴豆

E. 芒硝

129. 不属攻下药适应证的是

A. 饮食积滞

B. 虚寒泻痢

C. 血热妄行

D. 冷积便秘

E. 大肠燥热

130. 大黄和虎杖均具有的功效是

A. 活血,通便,解毒,止咳

B. 活血,利湿,解毒,止痛

C. 活血,通便,利湿,止血

D. 活血,解毒,通便,退黄

E. 活血,止痛,止痉,解毒

131. 主治实热积滞、大便秘结应使用

A. 清热燥湿药

B. 攻下药

C. 峻下逐水药

D. 清热解毒药

E. 润下药

132. 治老人虚人便秘、肠燥津液不足,首选的药组是

A. 杏仁、当归

B. 火麻仁、芦荟

C. 芒硝、柏子仁

D. 火麻仁、郁李仁

E. 番泻叶、牵牛子

133. 具有祛痰止咳功效的药物是

A. 牵牛子

B. 甘遂

C. 大戟

D. 芫花

E. 商陆

134. 常制成霜使用的药物是

13

A. 火麻仁
B. 郁李仁
C. 巴豆
D. 牵牛子
E. 杏仁

135. 既可以清肝,又能杀虫的药物是
A. 番泻叶
B. 芦荟
C. 甘遂
D. 芫花
E. 牵牛子

136. 火麻仁入汤剂的剂量是
A. 3~5g
B. 5~8g
C. 8~10g
D. 10~15g
E. 15~20g

137. 郁李仁入汤剂的用法是
A. 先煎
B. 后下
C. 包煎
D. 冲服
E. 打碎入煎

138. 下列既能润肠通便,又兼有滋养补虚作用的药物是
A. 生地黄
B. 玄参
C. 决明子
D. 火麻仁
E. 郁李仁

139. 治疗寒积便秘宜用
A. 甘遂
B. 大戟
C. 芫花

D. 巴豆
E. 商陆

140. 罂粟壳的功效不包括
A. 涩肠
B. 敛肺
C. 止痛
D. 止血
E. 止泻

141. 甘遂、千金子的内服剂量是
A. 0.1~0.5g
B. 1~2g
C. 3~4g
D. 2~3g
E. 0.5~1g

142. 芒硝的服用方法为
A. 水煎服
B. 冲入药汁内,或开水溶化后服
C. 布包煎
D. 烊化
E. 后下

143. 大黄入汤剂应
A. 先煎
B. 后下
C. 烊化
D. 包煎
E. 另煎

144. 五加皮的适应证不包括
A. 腰膝软弱
B. 水肿,小便不利
C. 小儿行迟
D. 风湿痹痛
E. 小儿惊风

145. 气味辛、咸,性温,归膀胱经的药物是

A. 羌活

B. 秦艽

C. 乌头

D. 麻黄

E. 威灵仙

146. 既能祛痰利咽,又能泻下冷积的药物是

A. 桔梗

B. 蝉蜕

C. 射干

D. 巴豆

E. 京大戟

147. 臭梧桐的降压效果最好是在

A. 开花时采集叶

B. 结果时采集叶

C. 开花前采集叶

D. 落叶时采集叶

E. 结果后采集叶

148. 下列各项,不属治疗风湿热痹的药组是

A. 黄柏、蚕砂

B. 木通、防己

C. 独活、威灵仙

D. 白鲜皮、薏苡仁

E. 忍冬藤、络石藤

149. 为治风寒湿痹、四肢拘挛之要药的是

A. 豨莶草

B. 海风藤

C. 五加皮

D. 威灵仙

E. 独活

150. 独活具有的功效是

A. 祛风湿,利水,止痛

B. 祛风湿,止痛,解表

C. 祛风湿,止痛,安胎

D. 祛风湿,止痛,治骨鲠

E. 祛风湿,止痛,清热解毒

151. 既能治疗风湿痹痛,又能治疗诸骨鲠咽的药物是

A. 五加皮

B. 桑寄生

C. 木瓜

D. 羌活

E. 威灵仙

152. 麝香内服的用量是

A. 0.03~0.1g

B. 0.3~0.6g

C. 0.1~0.2g

D. 0.002~0.004g

E. 0.001~0.003g

153. 既舒筋活络,又化湿和胃的药物是

A. 独活

B. 秦艽

C. 木瓜

D. 威灵仙

E. 五加皮

154. 秦艽具有的功效是

A. 祛风湿,通经络,利水

B. 祛风湿,止痹痛,解表

C. 祛风湿,止痹痛,安胎

D. 祛风湿,止痹痛,治骨鲠

E. 祛风湿,通络止痛,退虚热,清湿热

155. 既能祛风止痛,又能消骨鲠的是

A. 独活

B. 川乌

C. 威灵仙

D. 五加皮

E. 豨莶草

156. 五加皮具有的功效是

A. 祛风湿,清退虚热
B. 祛风通络,燥湿止痒
C. 祛风湿,强筋骨,安胎
D. 祛风湿,止痹痛,消骨鲠
E. 祛风湿,补肝肾,强筋骨,利水

157. 既能祛风湿,又能补肝肾、强筋骨、安胎的药物是
A. 木瓜
B. 杜仲
C. 桑枝
D. 防己
E. 桑寄生

158. 治疗风湿日久,累及肝肾的首选药组是
A. 羌活、独活
B. 五加皮、桑寄生
C. 秦艽、薏苡仁
D. 防己、白术
E. 苍术、黄柏

159. 下列内能燥湿健脾,外能散风寒、除痹发表的药物是
A. 羌活
B. 藁本
C. 藿香
D. 苍术
E. 独活

160. 腰以下之寒湿痹痛,首选的药物为
A. 羌活
B. 独活
C. 桑寄生
D. 桑枝
E. 千年健

161. 功能为祛风通络,善治风湿顽痹的药物是
A. 独活
B. 川乌
C. 桑枝
D. 蕲蛇
E. 威灵仙

162. 肾病患者忌服的中药为
A. 桑寄生
B. 木防己
C. 木瓜
D. 广防己
E. 秦艽

163. 治疗胎动不安,肝肾不足之痹痛的药物是
A. 独活
B. 威灵仙
C. 鸡血藤
D. 桑寄生
E. 海风藤

164. 下列主治风湿痹痛、水肿、脚气水肿的中药为
A. 五加皮
B. 秦艽
C. 独活
D. 桑枝
E. 木瓜

165. 下列既能舒筋活络,又能和胃化湿的药物是
A. 络石藤
B. 桑枝
C. 扁豆
D. 木瓜
E. 橘皮

166. 豨莶草的主治病证不包括
A. 风湿痹证
B. 湿疹瘙痒
C. 中风偏瘫
D. 热结便秘

E. 高血压病

167. 治疗血滞经闭、心腹暴痛,宜选用的药物为
A. 麝香
B. 牛黄
C. 冰片
D. 苏合香
E. 石菖蒲

168. 暑月外感风寒、内伤生冷者,宜选用的药物为
A. 苍术
B. 厚朴
C. 紫苏
D. 砂仁
E. 藿香

169. 阴虚内热、气虚多汗者忌服
A. 厚朴
B. 白术
C. 藿香
D. 苍术
E. 白豆蔻

170. 下列各项,不属厚朴功效的是
A. 行气
B. 活血
C. 燥湿
D. 消积
E. 平喘

171. 性微温而善于芳香化湿的药物是
A. 香薷
B. 佩兰
C. 砂仁
D. 豆蔻
E. 藿香

172. 具有化湿解暑功效的药物是
A. 苍术
B. 佩兰
C. 豆蔻
D. 砂仁
E. 草豆蔻

173. 下列各项不具有止呕功效的是
A. 半夏
B. 藿香
C. 佩兰
D. 豆蔻
E. 竹茹

174. 厚朴的性味为
A. 苦辛温
B. 苦辛寒
C. 辛甘凉
D. 酸苦温
E. 辛甘温

175. 治疗湿浊中阻呕吐的首选药物是
A. 半夏
B. 丁香
C. 藿香
D. 生姜
E. 黄连

176. 清热、利湿、退黄,用治阴黄、阳黄的药是
A. 茵陈
B. 苦参
C. 栀子
D. 大黄
E. 黄柏

177. 能利水通淋、凉血止血的药物为
A. 滑石
B. 海金沙
C. 猪苓

D. 石韦

E. 瞿麦

178. 用治尿赤心烦、口舌生疮最宜选用的药物是

A. 茵陈蒿

B. 灯心草

C. 泽泻

D. 木通

E. 石韦

179. 能治蛔虫病和蛲虫病的药物是

A. 茯苓

B. 猪苓

C. 木通

D. 车前子

E. 萹蓄

180. 能破血除痹,长于治疗风湿肩臂疼痛的药物是

A. 川芎

B. 羌活

C. 鸡血藤

D. 桑枝

E. 姜黄

181. 可用于暑湿泄泻,利小便以实大便的药物是

A. 茵陈

B. 通草

C. 瞿麦

D. 车前子

E. 海金沙

182. 下列各项,不属滑石主治病证的是

A. 湿热、淋痛

B. 暑温、湿温

C. 湿疹、湿疮

D. 暑热、痱毒

E. 寒湿带下

183. 善于治疗血淋、尿血的药物是

A. 车前子

B. 泽泻

C. 石韦

D. 萆薢

E. 木通

184. 善于治疗膏淋的药物是

A. 滑石

B. 萆薢

C. 石韦

D. 车前子

E. 海金沙

185. 海金沙具有的功效是

A. 除湿退黄

B. 利水渗湿

C. 利水通淋,解暑

D. 清热利水,杀虫

E. 利尿通淋,止痛

186. 茵陈具有的功效是

A. 利水渗湿,安神

B. 清利湿热,解毒

C. 利水渗湿,除痹

D. 利水通淋,祛风湿

E. 利湿退黄,解毒疗疮

187. 具有疏肝下气功效的药物是

A. 附子

B. 肉桂

C. 干姜

D. 吴茱萸

E. 丁香

188. 过量使用使君子的副作用是

A. 腹痛

B. 嗜睡

C. 口渴

D. 呃逆

E. 腹泻

189. 当元气大亏、阳气暴脱、亡阳与气脱并见时,首选的药组是
    A. 附子、黄芪
    B. 附子、人参
    C. 附子、白术
    D. 附子、干姜
    E. 附子、肉桂

190. 善于温肺化饮,治疗寒饮伏肺、咳嗽气喘、痰多清稀的药组是
    A. 附子、细辛
    B. 附子、干姜
    C. 干姜、细辛
    D. 干姜、吴茱萸
    E. 吴茱萸、细辛

191. 既能温中回阳,又能温肺化饮的药物是
    A. 生姜
    B. 干姜
    C. 炮姜
    D. 煨姜
    E. 高良姜

192. 具有温肾阳、温脾阳、温通血脉、引火归原功效的药物是
    A. 附子
    B. 干姜
    C. 肉桂
    D. 桂枝
    E. 吴茱萸

193. 既善疏肝,又能暖肝的药物是
    A. 肉桂
    B. 花椒

C. 香附

D. 山茱萸

E. 吴茱萸

194. 下列功效为疏肝破气,散结消滞的药物为
    A. 橘皮
    B. 香附
    C. 柴胡
    D. 青皮
    E. 乌药

195. 下列可治疗表证兼气滞的中药为
    A. 川楝子
    B. 木香
    C. 荔枝核
    D. 香附
    E. 橘皮

196. 柿蒂的功效为
    A. 燥湿化痰
    B. 降气止呃
    C. 行气导滞
    D. 行气止痛
    E. 疏肝理气

197. 陈皮的性味、归经为
    A. 辛、苦,温,脾、肺
    B. 辛、苦,凉,肝、脾
    C. 辛、甘,温,脾、肾
    D. 辛、微苦,温,肺、小肠
    E. 辛、甘,寒,肝、肾

198. 下列除具有消食作用外,还能化痰止咳的药物是
    A. 鸡内金
    B. 谷芽
    C. 麦芽
    D. 鸡矢藤
    E. 神曲

199. 既能消食化积,又能行气散瘀的药物是
    A. 神曲
    B. 山楂
    C. 木香
    D. 枳实
    E. 鸡内金

200. 既能消食健胃,又能回乳消胀的药物是
    A. 神曲
    B. 山楂
    C. 谷芽
    D. 麦芽
    E. 鸡内金

201. 既能消食健胃,又能涩精止遗,还可治疗小儿脾虚疳积的药物是
    A. 麦芽
    B. 乌梅
    C. 莱菔子
    D. 银柴胡
    E. 鸡内金

202. 下列各项,不能驱绦虫的药物是
    A. 使君子
    B. 槟榔
    C. 南瓜子
    D. 雷丸
    E. 鹤草芽

203. 既能杀虫消积,又能行气利水截疟的药物是
    A. 槟榔
    B. 大腹皮
    C. 苦楝皮
    D. 南瓜子
    E. 川楝子

204. 既能凉血止血,又能散瘀解毒消痈的药物是
    A. 生地黄、牡丹皮
    B. 赤芍、紫草
    C. 金银花、连翘
    D. 大蓟、小蓟
    E. 侧柏叶、茜草

205. 有凉血止血散瘀之功,尤宜用于尿血的药物是
    A. 白茅根
    B. 小蓟
    C. 血余炭
    D. 地榆
    E. 茜草

206. 痔疮肿痛出血,首选的药物是
    A. 白茅根
    B. 侧柏叶
    C. 白及
    D. 槐花
    E. 冬葵子

207. 治下焦湿热之足膝肿痛、痿软无力及湿疹或湿疮宜用
    A. 桃仁配红花
    B. 牛膝配苍术、黄柏
    C. 丹参配木通
    D. 乳香配没药
    E. 莪术配三棱

208. 乳香、没药功效的相同点为
    A. 活血止痛,凉血消痈
    B. 活血止痛,消肿生肌
    C. 活血止痛,化瘀止血
    D. 活血行气止痛
    E. 活血止痛,舒筋活络

209. 治疗肝阳上亢之胃火牙痛是取牛膝功效中的
    A. 引火下行

B. 补肝肾
C. 利尿通淋
D. 活血通经
E. 强筋骨

210. 下列药物的用法正确的是
    A. 使君子(后下)
    B. 苦楝皮(文火久煎)
    C. 槟榔(武火急煎)
    D. 鹤草芽(烊化)
    E. 雷丸(包煎)

211. 巴豆内服剂量是
    A. 0.3~0.6g
    B. 0.7~0.9g
    C. 0.1~0.3g
    D. 0.01~0.03g
    E. 0.5~1g

212. 下列各项,既能活血,又能行气的药物是
    A. 桃仁
    B. 红花
    C. 丹参
    D. 川芎
    E. 五灵脂

213. 善治"皮里膜外之痰"的药物为
    A. 旋覆花
    B. 莱菔子
    C. 白芥子
    D. 天南星
    E. 苦杏仁

214. 以下对痨嗽和百日咳的止咳效果最好的药材为
    A. 天南星
    B. 百部
    C. 半夏
    D. 昆布

E. 杏仁

215. 下列功效与主治病证均相同的药组是
    A. 海藻、昆布
    B. 杏仁、苏子
    C. 白前、前胡
    D. 瓜蒌、半夏
    E. 川贝母、浙贝母

216. 既能化痰,又能降肺胃气逆的药物是
    A. 前胡
    B. 苏子
    C. 白芥子
    D. 白前
    E. 旋覆花

217. 煅用制酸止痛的药物为
    A. 代赭石
    B. 海浮石
    C. 瓜蒌
    D. 木瓜
    E. 海蛤壳

218. 治阴疽流注及痰阻肢体麻木、关节肿痛的首选药物为
    A. 半夏
    B. 白附子
    C. 天南星
    D. 白芥子
    E. 黄药子

219. 矿石类药如磁石,如作丸散服,易伤胃耗气,需酌情配伍
    A. 辛温行气药
    B. 芳香化湿药
    C. 甘寒养阴药
    D. 甘温补气药
    E. 养胃健脾药

220. 下列选项,不属镇心安神药组的是
    A. 龙骨、牡蛎
    B. 朱砂、磁石
    C. 龟甲、鳖甲
    D. 珍珠、琥珀
    E. 珍珠母、紫贝齿

221. 既能养心安神,又能润肠通便的药物是
    A. 酸枣仁
    B. 柏子仁
    C. 远志
    D. 龙骨
    E. 夜交藤

222. 下列选项,不属磁石功效的是
    A. 镇静安神
    B. 平肝潜阳
    C. 聪耳明目
    D. 纳气平喘
    E. 收敛固涩

223. 治疗风湿痹痛之肢体麻木、手足不遂,兼肝阳上亢者,当选用
    A. 全蝎
    B. 羚羊角
    C. 天麻
    D. 代赭石
    E. 蜈蚣

224. 煅后治疗胃痛泛酸的中药是
    A. 钩藤
    B. 珍珠
    C. 牡蛎
    D. 石决明
    E. 天麻

225. 患者突然昏倒,面青身凉,口噤不开,苔白,脉迟有力,治疗宜首选
    A. 苏合香
    B. 石菖蒲
    C. 郁金
    D. 冰片
    E. 牛黄

226. 下列具有开窍宁神作用的药物为
    A. 苏合香
    B. 蟾酥
    C. 石菖蒲
    D. 冰片
    E. 安息香

227. 石菖蒲善于治疗的痢疾是
    A. 湿热痢
    B. 寒湿痢
    C. 疫毒痢
    D. 休息痢
    E. 噤口痢

228. 能补肝肾、益精血,且不寒、不燥、不腻,被称为滋补良药的是
    A. 阿胶
    B. 当归
    C. 首乌
    D. 生地黄
    E. 熟地黄

229. 肝肾精血亏虚的眩晕耳鸣、须发早白等症,宜首选
    A. 当归
    B. 白芍
    C. 鹿茸
    D. 何首乌
    E. 肉苁蓉

230. 既能养血敛阴,又能柔肝止痛、平抑肝阳的药物为
    A. 当归
    B. 阿胶

C. 白芍

D. 熟地黄

E. 何首乌

231. 使用麻黄根时应注意

A. 年老体弱者忌用

B. 肺虚者忌用

C. 孕妇忌用

D. 有表邪者忌用

E. 脾胃有湿热者忌用

232. 贯众的功效是

A. 燥湿杀虫

B. 杀虫消积

C. 杀虫,疗癣

D. 杀虫,清热解毒,止血

E. 行气利水

233. 覆盆子的主治病证为

A. 益肾,固精,缩尿,明目

B. 涩肠止泻,温中行气

C. 涩肠止泻,杀虫

D. 固精缩尿,涩肠止泻,固崩止带

E. 补脾祛湿,益肾固精

234. 具有收敛止血、固精止带、制酸止痛、收湿敛疮功效的药物是

A. 瓦楞子

B. 牡蛎

C. 乌贼骨

D. 赤石脂

E. 禹余粮

二、B型题（标准配伍题）

答题说明：

以下提供若干组考题,每组考题共用在考题前列出的 A、B、C、D、E 五个备选答案。请从中选择一个与问题关系最密切的答案。某个备选答案可能被选择一次、多次或不被选择。

(235～236题共用备选答案)

A. 四气

B. 毒性

C. 归经

D. 五味

E. 升降浮沉

235. 表示药物作用部位的是

236. 反映药物作用趋势的是

(237～238题共用备选答案)

A. 葛根配伍薄荷、蝉蜕

B. 葛根配伍麻黄、桂枝

C. 葛根配伍白术、党参

D. 葛根配伍山药、麦冬

E. 葛根配伍黄芩、黄连

237. 葛根治疗风寒表证兼项背强痛者宜选

238. 葛根治疗脾气虚弱之腹泻时宜选

(239～240题共用备选答案)

A. 甘凉之品

B. 辛温之品

C. 甘温之品

D. 辛凉之品

E. 苦寒之品

239. 治疗外感风寒表证宜选用性味

240. 治疗外感风热表证宜选用性味

(241～242题共用备选答案)

A. 旋覆花

B. 黄柏

C. 柴胡

D. 红花

E. 淫羊藿

241. 常用盐炒增强入肾经作用的药物是

242. 具有沉降性质的花类药物是

(243～244题共用备选答案)

A. 相须

B. 相使

C. 相畏

D. 相杀

E. 相恶

243. 生姜与半夏的配伍关系是

244. 麻黄与桂枝的配伍关系是

(245～246题共用备选答案)

A. 黄连

B. 玄参

C. 连翘

D. 天花粉

E. 龙胆草

245. 治疗热病伤阴心烦不眠,阴虚火旺,骨蒸潮热的药物是

246. 治疗热病伤津口渴,内热消渴的药物是

(247～248题共用备选答案)

A. 贝壳、甲壳、化石及多种矿物药

B. 芳香性药物

C. 某些粉末状药物及细小的植物种子药物

D. 较贵重的药物

E. 胶质的药物

247. 入汤剂宜先煎的药物是

248. 入汤剂宜布包煎的药物是

(249～250题共用备选答案)

A. 石膏

B. 夏枯草

C. 知母

D. 芦根

E. 淡竹叶

249. 治疗痰火郁结,瘰疬瘿瘤的药物是

250. 治疗肝火上炎,目赤肿痛的药物是

(251～252题共用备选答案)

A. 紫苏

B. 荆芥

C. 生姜

D. 防风

E. 白芷

251. 治阳明头痛、鼻渊头痛宜选

252. 治破伤风、小儿惊风宜选

(253～254题共用备选答案)

A. 麻黄

B. 桂枝

C. 生姜

D. 紫苏

E. 荆芥

253. 主治风寒湿痹,经寒血滞之月经不调、痛经、闭经及癥瘕、胸痹作痛、阳虚心悸、风寒表虚有汗的药物是

254. 主治风热表证,麻疹透发不畅、吐血的药物是

(255～256题共用备选答案)

A. 黄芩

B. 黄柏

C. 黄连

D. 龙胆

E. 苦参

255. 治疗肺热咳嗽,首选的药物是

256. 治疗胃热呕吐,首选的药物是

(257～258题共用备选答案)

A. 既能发汗解表,又能利水消肿

B. 既能发散风寒,又能胜湿止痛

C. 既能发散风寒,又能消肿排脓

D. 既能发散风寒,又能宣通鼻窍

E. 既能发散风寒,又能和中止呕

257. 防风、羌活均具有的功效是

258. 麻黄、香薷均具有的功效是

(259～260题共用备选答案)

A. 白芷

B. 羌活

C. 藁本

D. 蔓荆子
E. 辛夷

259. 治疗外感风寒之眉棱骨痛,首选的药物是
260. 治疗外感风寒之巅顶头痛,首选的药物是

(261~262题共用备选答案)
A. 疏散风热,清利头目,利咽透疹,疏肝解郁
B. 疏散风热,息风止痉
C. 疏散风热,清热解毒,平肝明目
D. 疏散风热,升阳透疹
E. 疏散风热,清热解毒

261. 菊花具有的功效是
262. 薄荷具有的功效是

(263~264题共用备选答案)
A. 黄柏
B. 黄连
C. 黄芩
D. 栀子
E. 大黄

263. 泻火除烦,清热利湿,凉血解毒的是
264. 清热燥湿,泻火解毒的是

(265~266题共用备选答案)
A. 乳痈
B. 肠痈
C. 肺痈
D. 疔毒
E. 大头瘟毒

265. 紫花地丁善于治疗的病证是
266. 板蓝根善于治疗的病证是

(267~268题共用备选答案)
A. 薄荷、蝉蜕
B. 麻黄、桂枝
C. 白术、党参
D. 山药、麦冬
E. 黄芩、黄连

267. 葛根治疗风寒表证兼项背强痛者宜配伍
268. 葛根治疗脾气虚弱之腹泻时宜配伍

(269~270题共用备选答案)
A. 峻下寒积、逐水退肿
B. 泻下逐水、去积杀虫
C. 润肠通便
D. 泄热通便、凉血解毒、逐瘀通经
E. 泄热通便、润燥软坚、清火消肿

269. 牵牛子的功效是
270. 巴豆的功效是

(271~272题共用备选答案)
A. 泻下逐水、去积杀虫
B. 峻下寒积、逐水退肿
C. 润肠通便
D. 泄热通便、润燥软坚、清火消肿
E. 泄热通便、凉血解毒、逐瘀通经

271. 芒硝的功效是
272. 火麻仁的功效是

(273~274题共用备选答案)
A. 丝瓜络
B. 鹿衔草
C. 豆蔻
D. 木瓜
E. 蚕砂

273. 具有祛风、通络、活血功效的药物是
274. 具有祛风湿、强筋骨、止血功效的药物是

(275~276题共用备选答案)
A. 祛风湿,强筋骨,养血安胎
B. 祛风湿,强筋骨,通经脉
C. 祛风湿,强筋骨,利尿消肿
D. 祛风湿,止痛,利尿消肿
E. 祛风湿,退虚热,清湿热

275. 桑寄生具有的功效是
276. 五加皮具有的功效是

(277~278题共用备选答案)
A. 苍术
B. 厚朴
C. 豆蔻
D. 草豆蔻
E. 草果

277. 既能燥湿健脾,又能祛风散寒的药物是
278. 既能燥湿消痰,又能下气除满的药物是

(279~280题共用备选答案)
A. 化湿,解暑
B. 燥湿散寒,除痰截疟
C. 化湿行气,温中止呕
D. 燥湿健脾,祛风湿
E. 化湿行气,温中止泻,安胎

279. 佩兰的功效是
280. 白豆蔻的功效是

(281~282题共用备选答案)
A. 利水渗湿,健脾,安神
B. 利水渗湿,泄热
C. 利水渗湿,清热排脓
D. 利水通淋,清肝明目
E. 利水通淋,清热解暑

281. 车前子的功效是
282. 滑石的功效是

(283~284题共用备选答案)
A. 干姜配细辛、五味子
B. 肉桂配附子
C. 丁香配柿蒂
D. 吴茱萸配补骨脂、五味子
E. 栀子配茵陈

283. 寒饮咳喘日久用
284. 脾肾阳虚之久泻用

(285~286题共用备选答案)
A. 通阳散结,行气导滞
B. 散寒通阳,解毒散结,调经止痛

C. 通阳散结,疏肝解郁,宽中化痰
D. 通阳散结,燥湿化痰
E. 疏肝解郁,调经止痛,理气调中

285. 薤白具有的功效是
286. 香附具有的功效是

(287~288题共用备选答案)
A. 疏肝理气,调经止痛
B. 理气调中,燥湿化痰
C. 行气止痛,降逆调中
D. 行气止痛,温肾散寒
E. 破气消积,化痰除痞

287. 陈皮的功效是
288. 乌药的功效是

(289~290题共用备选答案)
A. 山楂
B. 谷芽
C. 莱菔子
D. 麦芽
E. 鸡内金

289. 食积兼肝郁气滞,首选的药物是
290. 食积兼瘀血痛经,首选的药物是

(291~292题共用备选答案)
A. 鸡内金
B. 莱菔子
C. 山楂
D. 神曲
E. 麦芽

291. 功能运脾消食、固精止遗的药是
292. 功能运脾消食、化坚消石的药是

(293~294题共用备选答案)
A. 收敛止血
B. 凉血止血,清热安胎,利尿,解毒
C. 凉血止血,解毒疗疮
D. 凉血止血,利尿解毒
E. 凉血止血,解毒敛疮

293. 棕榈炭具有的功效是
294. 苎麻根具有的功效是

(295~296题共用备选答案)
  A. 炒炭用凉血止血,生用化瘀利尿
  B. 炒炭用收敛止血,生用祛风解表
  C. 炒炭用凉血止血,生用清热杀虫
  D. 炒炭用凉血止血,生用养阴生津
  E. 炒炭用收敛止血,生用化瘀止血
295. 蒲黄具有的功效是
296. 荆芥具有的功效是

(297~298题共用备选答案)
  A. 白茅根
  B. 苎麻根
  C. 侧柏叶
  D. 血余炭
  E. 仙鹤草
297. 治疗胃热呕哕,首选的药物是
298. 治疗血痢及久病泻痢,首选的药物是

(299~300题共用备选答案)
  A. 温里药
  B. 祛风湿药
  C. 软坚散结药
  D. 泻下药
  E. 清热药
299. 治疗热壅血滞证选用活血祛瘀药时,需配
300. 治疗癥瘕积聚证选用活血祛瘀药时,需配

(301~302题共用备选答案)
  A. 活血止痛,消肿生肌
  B. 活血祛瘀,清心除烦
  C. 活血祛瘀,引血下行
  D. 活血祛瘀,通经下乳
  E. 活血祛瘀,利水消肿
301. 益母草的功能是
302. 牛膝的功能是

(303~304题共用备选答案)
  A. 磁石
  B. 龙骨
  C. 朱砂
  D. 酸枣仁
  E. 丹参
303. 具有敛汗功效的养心安神药是
304. 具有敛汗功效的镇惊安神药是

(305~306题共用备选答案)
  A. 既能宁神益智,又能补脾益肺
  B. 既能宁心安神,又能止泻止汗
  C. 既能宁心安神,又能祛痰开窍
  D. 既能宁心安神,又能健脾利水
  E. 既能定惊安神,又能利尿通淋
305. 茯苓具有的功效是
306. 远志具有的功效是

(307~308题共用备选答案)
  A. 琥珀
  B. 远志
  C. 龙骨
  D. 酸枣仁
  E. 合欢皮
307. 具有平肝潜阳、镇静安神功效的药物是
308. 具有定惊安神、活血散瘀功效的药物是

(309~310题共用备选答案)
  A. 既能平肝潜阳,又能清肝明目
  B. 既能软坚散结,又能平肝潜阳
  C. 既能软坚散结,又能利水
  D. 既能软坚散结,又能滋阴潜阳
  E. 既能软坚散结,又能活血止痛
309. 牡蛎具有的功效是
310. 珍珠母具有的功效是

(311~312题共用备选答案)
  A. 羚羊角
  B. 天南星

C. 天麻
D. 地龙
E. 白芥子

311. 治疗高热惊厥、手足抽搐,首选的药物是
312. 治疗风湿痹痛、肢体麻木、手足不遂,首选的药物是

(313～314题共用备选答案)
A. 白附子
B. 竹沥
C. 石菖蒲
D. 冰片
E. 牛黄

313. 中风痰迷、便秘脉实,宜选用的药物是
314. 中风痰迷、心肝有热,宜选用的药物是

(315～316题共用备选答案)
A. 苏合香
B. 石菖蒲
C. 麝香
D. 苍术
E. 冰片

315. 既用于目赤肿痛,又用于耳道流脓的药物是
316. 既用于湿阻中焦,又用于健忘耳鸣的药物是

(317～318题共用备选答案)
A. 开窍宁神,化湿和胃
B. 开窍醒神,清热止痛
C. 开窍辟秽,温通止痛
D. 开窍宁神,行气止痛
E. 开窍醒神,消肿止痛

317. 蟾酥的功效是
318. 苏合香的功效是

(319～320题共用备选答案)
A. 既能祛痰开窍,又能凉肝息风
B. 既能祛痰开窍,又能消肿止痛

C. 既能祛痰开窍,又能通经活络
D. 既能祛痰开窍,又能宁心安神
E. 既能祛痰开窍,又能养心安神

319. 牛黄具有的功效是
320. 远志具有的功效是

(321～322题共用备选答案)
A. 白术
B. 山药
C. 黄芪
D. 甘草
E. 人参

321. 补气升阳、益卫固表、托毒生肌、利水消肿的药物是
322. 益气补中、祛痰止咳、解毒、缓急止痛、缓和药性的药物是

(323～324题共用备选答案)
A. 熟地黄
B. 当归
C. 何首乌
D. 阿胶
E. 白芍

323. 功能为活血止痛的药是
324. 功能为柔肝止痛的药是

(325～326题共用备选答案)
A. 祛风湿,补肝肾,强筋骨,安胎
B. 祛风湿,强筋骨,利水消肿
C. 补肝肾,强筋骨,安胎
D. 补肝肾,行血脉,续筋骨,安胎止漏
E. 补肝肾,强筋骨,祛风湿

325. 杜仲具有的功效是
326. 续断具有的功效是

(327～328题共用备选答案)
A. 既能滋补肝肾,又能益胃生津
B. 既能补脾益气,又能益胃生津
C. 既能滋阴除烦,又能益胃生津

D. 既能清肺养阴，又能益胃生津
E. 既能清火生津，又能滋阴润燥

327. 沙参具有的功效是
328. 天冬具有的功效是

（329~330题共用备选答案）
A. 大补元气
B. 接续筋骨
C. 补益肺肾
D. 补脾益肾
E. 补脾养心

329. 补骨脂具有的功效是
330. 莲子具有的功效是

（331~332题共用备选答案）
A. 气虚自汗

B. 阴虚盗汗
C. 气分实热大汗
D. 湿温汗出
E. 黄汗

331. 白术的主治病证是
332. 龟甲的主治病证是

（333~334题共用备选答案）
A. 石斛
B. 沙参
C. 玉竹
D. 百合
E. 麦冬

333. 具有养肺胃之阴、除烦安神功效的药物是
334. 具有养胃肾之阴、生津除热功效的药物是

参 考 答 案

1. D	2. A	3. E	4. D	5. C	6. C	7. E	8. E	9. A	10. C
11. A	12. B	13. D	14. C	15. E	16. D	17. A	18. D	19. B	20. D
21. B	22. E	23. E	24. A	25. E	26. A	27. C	28. B	29. A	30. D
31. B	32. A	33. C	34. D	35. E	36. B	37. A	38. D	39. A	40. B
41. B	42. D	43. A	44. D	45. D	46. B	47. B	48. C	49. B	50. D
51. C	52. D	53. C	54. A	55. B	56. A	57. D	58. D	59. C	60. B
61. D	62. C	63. D	64. C	65. C	66. D	67. D	68. D	69. C	70. E
71. C	72. D	73. C	74. E	75. E	76. B	77. D	78. D	79. D	80. E
81. D	82. B	83. A	84. D	85. D	86. C	87. D	88. A	89. B	90. D
91. E	92. C	93. C	94. A	95. A	96. C	97. D	98. B	99. B	100. C
101. C	102. B	103. E	104. C	105. D	106. D	107. B	108. D	109. C	110. B
111. C	112. E	113. A	114. D	115. E	116. D	117. D	118. D	119. A	120. B
121. A	122. D	123. C	124. B	125. C	126. D	127. D	128. B	129. D	130. D
131. B	132. D	133. D	134. C	135. B	136. D	137. E	138. D	139. D	140. D
141. E	142. D	143. B	144. E	145. D	146. D	147. C	148. C	149. D	150. B
151. E	152. A	153. C	154. E	155. C	156. E	157. E	158. D	159. D	160. E
161. D	162. D	163. D	164. A	165. D	166. D	167. A	168. D	169. D	170. B
171. E	172. B	173. C	174. A	175. C	176. A	177. D	178. D	179. E	180. E
181. D	182. E	183. C	184. B	185. E	186. E	187. D	188. D	189. B	190. C

191. B	192. C	193. E	194. D	195. D	196. B	197. A	198. D	199. B	200. D
201. E	202. A	203. A	204. D	205. B	206. D	207. B	208. B	209. A	210. B
211. C	212. D	213. C	214. B	215. A	216. E	217. E	218. D	219. E	220. C
221. B	222. E	223. C	224. C	225. A	226. C	227. E	228. C	229. D	230. C
231. D	232. D	233. A	234. C	235. C	236. E	237. B	238. C	239. B	240. D
241. B	242. A	243. D	244. A	245. B	246. D	247. A	248. C	249. B	250. B
251. E	252. D	253. B	254. E	255. A	256. C	257. B	258. A	259. A	260. C
261. C	262. A	263. D	264. B	265. D	266. E	267. B	268. C	269. B	270. A
271. D	272. C	273. A	274. B	275. A	276. C	277. A	278. B	279. A	280. C
281. D	282. E	283. A	284. D	285. A	286. E	287. B	288. D	289. D	290. A
291. A	292. A	293. A	294. B	295. A	296. B	297. A	298. E	299. E	300. C
301. E	302. C	303. D	304. B	305. D	306. C	307. C	308. A	309. B	310. A
311. A	312. C	313. B	314. E	315. E	316. B	317. E	318. C	319. A	320. D
321. C	322. D	323. B	324. E	325. C	326. D	327. D	328. E	329. D	330. E
331. A	332. B	333. E	334. A						

方 剂 学

一、A 型题（单句型最佳选择题）

答题说明：

以下每一道考题下面有 A、B、C、D、E 五个备选答案。请从中选择一个最佳答案。

1. 吐法的适应证不包括
   A. 湿浊困阻于脾胃证
   B. 顽痰蓄积在胸膈证
   C. 误食之毒物尚留胃中证
   D. 痰涎阻塞在咽喉证
   E. 宿食停滞在胃脘证

2. 将药物加水反复煎煮，去渣浓缩后，加蜜或糖炼制而成的半液体剂型，称为
   A. 露剂
   B. 茶剂
   C. 酒剂
   D. 丹剂
   E. 膏剂

3. 桂枝汤中主调和营卫的药物配伍是
   A. 桂枝和芍药
   B. 生姜和大枣
   C. 桂枝和甘草
   D. 生姜和芍药
   E. 甘草和大枣

4. 治疗外邪陷里而成之痢疾，并称之为"逆流挽舟"法的方剂是

   A. 补中益气汤
   B. 黄芪建中汤
   C. 葛根芩连汤
   D. 防风通圣散
   E. 败毒散

5. 症见恶风发热,汗出头痛,鼻鸣干呕,苔白不渴,脉浮缓或浮弱,应选用的方剂是
   A. 麻黄汤
   B. 桂枝汤
   C. 九味羌活汤
   D. 小青龙汤
   E. 败毒散

6. 属于"辛凉重剂"的是
   A. 银翘散
   B. 麻黄杏仁石膏甘草汤
   C. 小青龙汤
   D. 九味羌活汤
   E. 桂枝汤

7. 下列病证,不宜使用解表剂治疗的是
   A. 风邪初中经络者
   B. 麻疹初见表证者
   C. 水肿初起见表证者
   D. 温病初起见表证者
   E. 痢疾初起见表证者

8. 败毒散的功用是
   A. 益气解表,理气化痰

B. 益气解表,祛湿和胃

C. 散寒祛湿,益气解表

D. 疏散风寒,理气和中

E. 宣肺降气,清热化痰

9. 体现增水行舟之意的药物配伍是

　　A. 玄参、熟地、大黄

　　B. 玄参、生地、麦冬

　　C. 生地、芒硝、麦冬

　　D. 熟地、玄参、麦冬

　　E. 芒硝、大黄、生地

10. 黄龙汤煎时加桔梗一撮的主要用意是

　　A. 升提以防气陷

　　B. 宣肺利气排脓

　　C. 宣肺祛痰利咽

　　D. 宣肺化痰止咳

　　E. 宣肺以助通畅

11. 有关麻黄汤的组成原则,下列不正确的是

　　A. 麻黄为君,发汗解表,宣肺平喘

　　B. 桂枝为臣,温阳化气,行水化饮

　　C. 炙甘草为使,调和诸药

　　D. 杏仁为佐,宣降肺气,止咳平喘

　　E. 麻黄配桂枝,相须为用,发汗力强

12. 银翘散的功用是

　　A. 辛温解表,清热解毒

　　B. 发汗解表,清热除烦

　　C. 疏风清热,宣肺止咳

　　D. 辛凉透表,清热解毒

　　E. 辛凉透表,和胃益气

13. 天王补心丹中敛心气而安神的药物为

　　A. 丹参

　　B. 茯苓

　　C. 人参

　　D. 远志

　　E. 五味子

14. 下列具有润肠泄热、行气通便功用的方为

　　A. 大承气汤

　　B. 调胃承气汤

　　C. 小承气汤

　　D. 麻子仁丸

　　E. 济川煎

15. 大黄在大黄牡丹汤中的配伍意义是

　　A. 清泻瘀热,分利二便

　　B. 清热泻火,导热下行

　　C. 通肠泄热,以下代清

　　D. 泻热除湿,通肠逐瘀

　　E. 荡涤肠胃,泄热泻结

16. 十枣汤服用的最佳时间是

　　A. 饭后服

　　B. 饭前服

　　C. 睡前服

　　D. 不拘时服

　　E. 清晨空腹服

17. 黄龙汤的功用是

　　A. 泄热通便,滋阴益气

　　B. 攻下热结,益气养血

　　C. 润肠泄热,行气通便

　　D. 温肾益精,润肠通便

　　E. 清热泻火,凉血解毒

18. 下列各项,不属于调胃承气汤证临床表现的是

　　A. 大便不通

　　B. 口渴心烦

　　C. 蒸蒸发热

　　D. 舌苔白腻

　　E. 脉滑数

19. 大便秘结,小便清长,腰膝酸软,头目眩晕,舌淡苔白,脉沉迟应选用的方剂是

　　A. 黄龙汤

B. 麻子仁丸
C. 济川煎
D. 四神丸
E. 肾气丸

20. 蒿芩清胆汤组成药物中无
    A. 竹茹
    B. 滑石
    C. 枳壳
    D. 青黛
    E. 人参

21. 下列方剂组成中含有烧生姜的方剂是
    A. 小青龙汤
    B. 吴茱萸汤
    C. 生化汤
    D. 逍遥散
    E. 温经汤

22. 温脾汤的功用是
    A. 温肾益精,润肠通便
    B. 滋阴养血,润肠通便
    C. 温补脾阳,攻下冷积
    D. 养阴清热,润肠通便
    E. 滋阴增液,通便泻热

23. 下列各项,不属于逍遥散证临床表现的是
    A. 两胁作痛
    B. 头痛目眩
    C. 神疲食少
    D. 月经不调
    E. 脉弦而数

24. 下列各项,不属于半夏泻心汤证临床表现的是
    A. 呕吐
    B. 心下痞
    C. 按之痛
    D. 肠鸣下利
    E. 苔腻微黄

25. 天王补心丹主治病证的病位是
    A. 肺、肾
    B. 心、肾
    C. 脾、肾
    D. 肝、肾
    E. 脾、胃

26. 痛泻要方的功用是
    A. 补脾理气,化湿和胃
    B. 补脾柔肝,祛湿止泻
    C. 清热燥湿,解毒止泻
    D. 补脾去湿,清肠止泻
    E. 补脾柔肝,清热止泻

27. 组方中含有煨生姜的方剂是
    A. 蒿芩清胆汤
    B. 逍遥散
    C. 四逆散
    D. 小青龙汤
    E. 半夏泻心汤

28. 患者经行而感受外邪可见往来寒热,胸胁苦满,咽干,目眩,心烦喜呕,舌苔薄白,脉弦。治宜选用
    A. 逍遥散
    B. 大柴胡汤
    C. 蒿芩清胆汤
    D. 小柴胡汤
    E. 半夏泻心汤

29. 半夏泻心汤中具有"辛开苦降"配伍意义的药组是
    A. 半夏、厚朴与黄芩、黄连
    B. 半夏、干姜与黄芩、黄连
    C. 半夏、干姜与黄连、黄柏
    D. 半夏、生姜与黄连、黄芩
    E. 半夏、枳实与黄芩、黄连

30. 蒿芩清胆汤的功用是

A. 清胆利湿,和胃化痰
B. 和解少阳,和胃化痰
C. 调和肝脾,行气解郁
D. 清胆利湿,健脾益气
E. 分清化浊,利胆退黄

31. 逍遥散中柴胡与白芍、当归的配伍作用是
    A. 疏肝健脾
    B. 疏肝理气
    C. 疏肝养血
    D. 养血健脾
    E. 柔肝止痛

32. 四逆散与小柴胡汤所共有的药物为
    A. 黄芩、半夏
    B. 枳实、白芍
    C. 人参、生姜
    D. 柴胡、炙甘草
    E. 大枣、大黄

33. 大柴胡汤的主治病证是
    A. 往来寒热,胸胁苦满,呕不止,郁郁微烦,心下痞硬,或心下满痛,大便不解或协热下利,舌苔黄,脉弦数有力
    B. 寒热如疟,寒轻热重,口苦膈闷,吐酸苦水,或呕黄涎而黏,甚则干呕呃逆,胸胁胀疼,小便黄少,舌红苔白腻,间现杂色,脉数而右滑左弦者
    C. 两胁作痛,头痛目眩,口燥咽干,神疲食少,或月经不调,乳房胀痛,脉弦而虚者
    D. 手足不温,或腹痛,或泄利下重,脉弦
    E. 胁肋胀闷,脘腹疼痛,脉弦

34. 下列由玄参、麦冬、犀角、金银花、黄连、生地黄、连翘、竹叶心、丹参组成的方为
    A. 仙方活命饮
    B. 凉膈散
    C. 犀角地黄汤
    D. 普济消毒饮

E. 清营汤

35. 龙胆泻肝汤组成中不包括
    A. 泽泻
    B. 白芍
    C. 生地黄
    D. 黄芩
    E. 柴胡

36. 凉膈散与大承气汤的共有药物为
    A. 栀子、黄芩
    B. 大黄、芒硝
    C. 连翘、薄荷
    D. 厚朴、枳实
    E. 甘草、竹叶

37. 方药配伍体现"以泻代清"特点的方剂是
    A. 大承气汤
    B. 小承气汤
    C. 调胃承气汤
    D. 凉膈散
    E. 导赤散

38. 普济消毒饮组成中含有的药物是
    A. 银花、连翘、竹叶
    B. 薄荷、玄参、牡丹皮
    C. 蝉蜕、柴胡、桔梗
    D. 僵蚕、陈皮、桔梗
    E. 升麻、马勃、青黛

39. 含有生地黄、知母的方剂是
    A. 生脉散
    B. 玉女煎
    C. 九味羌活汤
    D. 犀角地黄汤
    E. 青蒿鳖甲汤

40. 立法用药体现"行血则便脓自愈,调气则后重自除"的方剂是

A. 败毒散
B. 黄芩汤
C. 芍药汤
D. 白头翁汤
E. 葛根芩黄连汤

41. 玉女煎中配伍牛膝的主要用意是
    A. 导热下行
    B. 补肝柔筋
    C. 补肾壮骨
    D. 活血祛瘀
    E. 利水通淋

42. 葛根黄芩黄连汤的主治病证是
    A. 协热下利
    B. 热毒血痢
    C. 湿热痢疾
    D. 虚寒血痢
    E. 热结旁流

43. 下列方剂中可用治消谷善饥的是
    A. 一贯煎
    B. 玉女煎
    C. 健脾丸
    D. 六君子汤
    E. 黑逍遥散

44. 下列方剂中可用治黄疸的是
    A. 犀角地黄汤
    B. 蒿芩清胆汤
    C. 清瘟败毒饮
    D. 黄连解毒汤
    E. 仙方活命饮

45. 下列方剂中可用治斑疹隐隐的是
    A. 十灰散
    B. 消风散
    C. 清营汤
    D. 桃核承气汤
    E. 犀角地黄汤

46. 下列各项,不属于竹叶石膏汤证临床表现的是
    A. 身热多汗
    B. 心胸烦闷
    C. 气逆欲呕
    D. 虚烦不寐
    E. 舌红苔腻

47. 清营汤证的发热特征是
    A. 午后低热
    B. 入暮潮热
    C. 身热夜甚
    D. 日晡潮热
    E. 夜热早凉

48. 泻白散证的发热特征是
    A. 皮肤蒸热
    B. 入暮潮热
    C. 往来寒热
    D. 日晡潮热
    E. 夜热早凉

49. 下列各项,不属于清营汤证临床表现的是
    A. 身热夜甚
    B. 时有谵语
    C. 斑色紫黑
    D. 舌绛而干
    E. 脉细数

50. 下列各项,不属于龙胆泻肝汤证临床表现的是
    A. 耳聋
    B. 阴肿
    C. 筋痿
    D. 吞酸
    E. 口苦

51. 清营汤中体现"透热转气"配伍意义的药物是
   A. 银花、生地黄
   B. 连翘、黄连
   C. 银花、麦冬
   D. 银花、连翘
   E. 黄连、银花

52. 方药配伍寓有"火郁发之"之意的方剂是
   A. 清胃散
   B. 玉女煎
   C. 白虎汤
   D. 清营汤
   E. 犀角地黄汤

53. 方药配伍寓有"通因通用"之意的方剂是
   A. 玉女煎
   B. 清胃散
   C. 凉膈散
   D. 芍药汤
   E. 苇茎汤

54. 普济消毒饮与黄连解毒汤的共有药物是
   A. 玄参、连翘
   B. 连翘、栀子
   C. 黄芩、黄连
   D. 柴胡、升麻
   E. 板蓝根、桔梗

55. 清暑益气汤、竹叶石膏汤、导赤散的共有药物为
   A. 知母
   B. 木通
   C. 生地黄
   D. 竹叶
   E. 麦冬

56. 清营汤主治证的表现不包括
   A. 身热夜甚
   B. 斑疹紫黑
   C. 时有谵语
   D. 心烦少寐
   E. 舌绛脉细数

57. 下列方剂中含有熟地黄的是
   A. 玉女煎
   B. 清胃散
   C. 一贯煎
   D. 肾气丸
   E. 炙甘草汤

58. 在下列方中柴胡的功效不涉及疏肝解郁的是
   A. 普济消毒饮
   B. 血府逐瘀汤
   C. 龙胆泻肝汤
   D. 四逆散
   E. 小柴胡汤

59. 清暑益气汤主治病证的表现不包括
   A. 体倦少气
   B. 心烦口渴
   C. 身热汗多
   D. 神疲谵语
   E. 脉虚数

60. 清暑益气汤与清营汤的共有药物为
   A. 银花、连翘
   B. 竹叶、黄连
   C. 竹叶、连翘
   D. 知母、黄连
   E. 石斛、竹叶

61. 清暑益气汤(《温热经纬》)的功用是
   A. 清暑益气,和胃止呕
   B. 清暑解热,化气利湿
   C. 清暑益气,养阴生津

D. 祛暑解表,清热化湿

E. 清暑益气,除湿健脾

62. 清暑益气汤与竹叶石膏汤的共有药物为

A. 石膏、石斛

B. 黄连、知母

C. 麦冬、竹叶

D. 知母、粳米

E. 半夏、麦冬

63. 理中丸的君药为

A. 干姜

B. 人参

C. 桂枝

D. 白术

E. 炙甘草

64. 下列方剂中配伍炮姜炭的是

A. 逍遥散

B. 阳和汤

C. 温经汤

D. 厚朴温中汤

E. 半夏泻心汤

65. 下列方剂中重用生姜的是

A. 小建中汤

B. 吴茱萸汤

C. 实脾散

D. 健脾丸

E. 温经汤

66. 下列在六味地黄丸中最能体现滋肾阴、清肾火的药对是

A. 山药、泽泻

B. 山药、茯苓

C. 山萸肉、牡丹皮

D. 熟地黄、泽泻

E. 熟地黄、牡丹皮

67. 大补阴丸主治证的脉象是

A. 寸脉浮数

B. 关脉弦数

C. 关脉弦滑

D. 尺脉细数

E. 尺脉数而有力

68. 肾气丸与右归丸的共同药物为

A. 泽泻、牡丹皮

B. 桂枝、熟地黄

C. 山萸肉、附子

D. 茯苓、当归

E. 山药、枸杞子

69. 桑螵蛸散与天王补心丹中均含有

A. 龙骨、人参

B. 菖蒲、远志

C. 人参、菖蒲

D. 远志、当归

E. 当归、石斛

70. 完带汤组成中含有的药物是

A. 白芍、车前草

B. 赤芍、生甘草

C. 陈皮、车前子

D. 橘皮、车前子

E. 黄芩、黑芥穗

71. 地黄饮子组成中含有的药物是

A. 石菖蒲、肉苁蓉

B. 生地黄、五味子

C. 巴戟天、吴茱萸

D. 干姜、炮附子

E. 石斛、生附子

72. 含有生地黄、阿胶的方剂是

A. 一贯煎

B. 猪苓汤

C. 温经汤

D. 炙甘草汤

E. 地黄饮子

73. 一贯煎中配伍川楝子的用意是
   A. 养血柔肝滋阴
   B. 疏肝泄热理气
   C. 疏肝润肺生津
   D. 理气养阴生津
   E. 柔肝缓急止痛

74. 归脾汤的功用是
   A. 温阳健脾,养血止血
   B. 益气补血,养心安神
   C. 益气健脾,养血安胎
   D. 滋阴养血,益气温阳
   E. 滋阴清热,养血安神

75. 地黄饮子的主治病证是
   A. 丹毒
   B. 阴疽
   C. 寒痹
   D. 喑痱
   E. 痿证

76. 下列方剂中可用于治疗疝气瘕聚的是
   A. 温经汤
   B. 逍遥散
   C. 一贯煎
   D. 大建中汤
   E. 身痛逐瘀汤

77. 大补阴丸主治证的脉象是
   A. 寸脉浮数
   B. 关脉弦数
   C. 关脉弦滑
   D. 尺脉细数
   E. 尺脉数而有力

78. 当归补血汤主治证的脉象是

A. 脉虚数
B. 脉细弱
C. 脉浮虚
D. 脉虚大无力
E. 脉洪大而虚

79. 肾气丸的功用为
   A. 温补肾阳,养阴清热
   B. 温补肾阳,填精补血
   C. 补肾助阳,化生肾气
   D. 温补肾阳,补气养血
   E. 温补肾阳,涩精止泻

80. 六味地黄丸组成药物中不包括
   A. 生地黄
   B. 茯苓
   C. 泽泻
   D. 牡丹皮
   E. 山萸肉

81. 炙甘草汤的功用为
   A. 健脾益气,补血活血
   B. 益气补血,健脾养心
   C. 健脾益气,养血安胎
   D. 健脾益气,补气生血
   E. 健脾益气,气血双补

82. 以下方剂不宜用治妇人崩漏的是
   A. 固冲汤
   B. 黄土汤
   C. 温经汤
   D. 归脾汤
   E. 四物汤

83. 牡蛎散与玉屏风散共有的药物为
   A. 牡蛎
   B. 黄芪
   C. 白术
   D. 麻黄根

E. 防风

84. 金锁固精丸的药物组成中不包括
　　A. 龙骨
　　B. 芡实
　　C. 牡蛎
　　D. 白蒺藜
　　E. 莲须

85. 固冲汤原方中用量最大的药物是
　　A. 黄芪
　　B. 白术
　　C. 芍药
　　D. 山萸肉
　　E. 煅牡蛎

86. 真人养脏汤的功用是
　　A. 温中补虚,降逆止呕
　　B. 补脾柔肝,祛湿止泻
　　C. 涩肠固脱,温补脾肾
　　D. 温肾暖脾,固肠止泻
　　E. 益气健脾,缓急止痛

87. 牡蛎散的主治病证是
　　A. 风寒表虚之自汗证
　　B. 阳明壮热之大汗证
　　C. 阴虚火旺之盗汗证
　　D. 体虚之自汗、盗汗证
　　E. 肺卫气虚之自汗证

88. 金锁固精丸的主治病证是
　　A. 肾阳亏虚之遗精
　　B. 膀胱虚寒之遗尿
　　C. 脾肾两虚之遗精
　　D. 心肾两虚之遗精
　　E. 肾虚不固之遗精

89. 下列病证不宜使用固涩剂治疗的是
　　A. 血热崩漏

　　B. 肺虚久咳
　　C. 肾虚遗精
　　D. 小便失禁
　　E. 崩漏带下

90. 治疗五更泄泻的代表方为
　　A. 真人养脏汤
　　B. 四神丸
　　C. 温脾汤
　　D. 理中丸
　　E. 参苓白术散

91. 天王补心丹中配伍茯苓的用意是
　　A. 利水
　　B. 宁心
　　C. 健脾
　　D. 渗湿
　　E. 消痰

92. 归脾汤与天王补心丹均具有的作用是
　　A. 补肺
　　B. 养肝
　　C. 滋肾
　　D. 养心
　　E. 健脾

93. 酸枣仁汤中用量最重的药物为
　　A. 酸枣仁
　　B. 川芎
　　C. 知母
　　D. 茯苓
　　E. 甘草

94. 天王补心丹的主治病证是
　　A. 心肾阴亏、虚火妄动之失眠证
　　B. 肝血不足、虚火内扰之虚烦不得眠证
　　C. 胆胃不和、痰热内扰之虚烦失眠证
　　D. 心火偏盛、阴血受灼之失眠证
　　E. 阳亢血虚之失眠证

95. 开窍剂以芳香开窍药为主组成,多制成丸散剂,以下用法正确的是
   A. 急火煎煮,温服
   B. 温开水化服
   C. 煎煮时后下再温服
   D. 慢火煎煮,温服
   E. 泡服

96. 下列各项,对开窍剂使用注意事项描述错误的是
   A. 中病即止
   B. 孕妇慎用
   C. 多加热煎煮
   D. 辨明闭证、脱证
   E. 辨明病性寒热

97. 《温病条辨》所说"使邪火随诸香一齐俱散也",体现此配伍特点的方剂是
   A. 安宫牛黄丸
   B. 至宝丹
   C. 紫雪
   D. 紫金锭
   E. 苏合香丸

98. 苏合香丸主治的病证为
   A. 寒闭证
   B. 痰热内闭心包证
   C. 暑秽
   D. 热盛动风证
   E. 邪热内陷心包证

99. 药物组成中无茯苓的是
   A. 半夏厚朴汤
   B. 厚朴温中汤
   C. 枳实消痞丸
   D. 苏子降气汤
   E. 逍遥散

100. 枳实薤白桂枝汤组成中含有的药物是
   A. 枳实、生姜
   B. 厚朴、大枣
   C. 枳实、大枣
   D. 厚朴、瓜蒌
   E. 半夏、瓜蒌

101. 下列方剂组成中不含有当归的是
   A. 定喘汤
   B. 暖肝煎
   C. 温经汤
   D. 苏子降气汤
   E. 真人养脏汤

102. 下列各项,不属于暖肝煎组成药物的是
   A. 生姜
   B. 乌药
   C. 茯苓
   D. 吴茱萸
   E. 枸杞子

103. 暖肝煎中配伍当归的用意是
   A. 补血和营
   B. 补血调经
   C. 补血养肝
   D. 补血活血
   E. 活血止痛

104. 枳实薤白桂枝汤的功用是
   A. 通阳散结,行气祛痰
   B. 通阳散结,祛痰下气
   C. 清热化痰,宽胸散结
   D. 行气散结,降逆化痰
   E. 通阳散结,祛痰宽胸

105. 具有降逆化痰、益气和胃功用的方剂是
   A. 定喘汤
   B. 半夏泻心汤
   C. 橘皮竹茹汤
   D. 旋覆代赭汤

E. 苏子降气汤

106. 风寒外束、寒饮内停之喘咳,治宜方剂为
    A. 小青龙汤
    B. 苏子降气汤
    C. 麻黄汤
    D. 定喘汤
    E. 麻杏甘石汤

107. 定喘汤的组成药物中含有
    A. 半夏、当归
    B. 麻黄、杏仁
    C. 黄芩、陈皮
    D. 桑白皮、地骨皮
    E. 紫苏子、橘红

108. 补阳还五汤中重用为君药的为
    A. 当归
    B. 川芎
    C. 黄芪
    D. 红花
    E. 地龙

109. 温经汤的药物组成中不包括
    A. 肉桂
    B. 当归
    C. 川芎
    D. 白芍
    E. 麦冬

110. 桔梗、枳壳同用的方剂是
    A. 黄龙汤
    B. 柴葛解肌汤
    C. 百合固金汤
    D. 参苓白术散
    E. 血府逐瘀汤

111. 复元活血汤原方中用量最大的药物是
    A. 大黄

B. 柴胡
C. 当归
D. 红花
E. 桃仁

112. 温经汤中配伍半夏的用意是
    A. 和胃降逆而止呕
    B. 降逆散结而消痞
    C. 化痰开胃而行津
    D. 通降胃气而散结
    E. 燥湿化痰而和胃

113. 具有活血化瘀、行气止痛功用的方剂是
    A. 少腹逐瘀汤
    B. 膈下逐瘀汤
    C. 血府逐瘀汤
    D. 身痛逐瘀汤
    E. 通窍活血汤

114. 黄土汤与归脾汤均具有的作用是
    A. 健脾
    B. 益气
    C. 温阳
    D. 养心
    E. 活血

115. 生化汤与当归四逆汤均具有的作用是
    A. 养血祛瘀
    B. 温经养血
    C. 温经止痛
    D. 温经通脉
    E. 养血止血

116. 咳血方主治证候的病机特点是
    A. 血分有热,破血妄行
    B. 湿热蕴结,血渗肠道
    C. 脾阳不足,中焦虚寒
    D. 下焦瘀热,损伤血络
    E. 肝火犯肺,灼伤肺络

117. 血府逐瘀汤证的发热特征是
    A. 午后低热
    B. 入暮潮热
    C. 身热夜甚
    D. 日晡潮热
    E. 夜热早凉

118. 寓行气于止血之中,寄疏风于清肠之内的是
    A. 咳血方
    B. 小蓟饮子
    C. 地黄饮子
    D. 槐花散
    E. 黄土汤

119. 具有补气活血通络功用的方剂为
    A. 桃核承气汤
    B. 生化汤
    C. 血府逐瘀汤
    D. 补阳还五汤
    E. 温经汤

120. 十灰散与小蓟饮子组成中均含有的药物是
    A. 小蓟、栀子
    B. 生地黄、木通
    C. 大蓟、大黄
    D. 侧柏叶、荷叶
    E. 茜草、白茅根

121. 小蓟饮子的药物组成中不包括
    A. 当归、蒲黄
    B. 藕节、木通
    C. 生地黄、滑石
    D. 大黄、车前子
    E. 栀子、淡竹叶

122. 具有平肝息风、清热活血、补益肝肾功用的方剂为

    A. 镇肝息风汤
    B. 六味地黄丸
    C. 羚角钩藤汤
    D. 犀角地黄汤
    E. 天麻钩藤饮

123. 羚角钩藤汤组成中含有的药物是
    A. 浙贝母、茯神木
    B. 天麻、鲜生地黄
    C. 菊花、鸡子黄
    D. 竹茹、生甘草
    E. 桑枝、生白芍

124. 川芎茶调散原方中用量最大的药物是
    A. 川芎
    B. 荆芥
    C. 防风
    D. 白芷
    E. 薄荷叶

125. 下列方剂组成中含有甘草的是
    A. 暖肝煎
    B. 一贯煎
    C. 消风散
    D. 桑杏汤
    E. 真武汤

126. 镇肝息风汤中具有清泄肝热、疏肝理气作用的药物是
    A. 生杭芍、玄参、天冬
    B. 生杭芍、茵陈、甘草
    C. 枸杞子、茵陈、川楝子
    D. 生山药、天冬、生麦芽
    E. 川楝子、茵陈、生麦芽

127. 大定风珠中的"三甲"是
    A. 生龟甲、生鳖甲、煅牡蛎
    B. 生龟甲、生鳖甲、生牡蛎
    C. 生龟甲、生牡蛎、生龙骨

D. 生鳖甲、炮山甲、生龟甲

E. 生龙骨、生龙齿、生龟甲

128. 下列各项,不属于消风散组成药物的是
    A. 生地黄、苍术
    B. 石膏、木通
    C. 知母、苦参
    D. 甘草、羌活
    E. 胡麻、荆芥

129. 镇肝息风汤中配伍生麦芽的主要用意是
    A. 疏肝理气
    B. 健脾化滞
    C. 消食和中
    D. 清泄肝热
    E. 疏肝和胃

130. 功用为祛风化痰、通络止痉的方剂是
    A. 牵正散
    B. 大秦艽汤
    C. 小活络丹
    D. 独活寄生汤
    E. 羌活胜湿汤

131. 羚角钩藤汤和天麻钩藤饮均具有的作用是
    A. 平肝降逆
    B. 清热活血
    C. 滋阴潜阳
    D. 增液舒筋
    E. 平息肝风

132. 以下哪个方剂具有清燥润肺的功用
    A. 百合固金汤
    B. 清燥救肺汤
    C. 桑杏汤
    D. 麦门冬汤
    E. 养阴清肺汤

133. 百合固金汤和养阴清肺汤两方组成中均含有的药物是
    A. 白芍、甘草
    B. 牡丹皮、当归
    C. 麦冬、贝母
    D. 生地黄、玄参
    E. 桔梗、薄荷

134. 桑杏汤与桑菊饮两方组成中均含有的药物是
    A. 桑叶、甘草
    B. 桑叶、杏仁
    C. 桔梗、甘草
    D. 桔梗、杏仁
    E. 薄荷、栀子

135. 大黄在茵陈蒿汤中的作用为
    A. 泄热通便
    B. 清热利湿
    C. 泄热逐瘀
    D. 泄热降火
    E. 攻下寒积

136. 防己黄芪汤的功用不包括
    A. 益气
    B. 健脾
    C. 利水
    D. 祛风
    E. 温阳

137. 苓桂术甘汤中茯苓与桂枝的配伍意义为
    A. 温阳化饮
    B. 温阳健脾
    C. 健脾渗湿
    D. 温阳化气
    E. 温中暖胃

138. 实脾散的功用不包括
    A. 温阳

B. 滋肾
C. 行气
D. 健脾
E. 利水

139. 茵陈蒿汤的主治病证不包括
    A. 一身面目俱黄
    B. 但头汗出
    C. 舌苔黄腻
    D. 小便频数
    E. 脉滑数

140. 实脾散组成中含有的药物是
    A. 茯苓皮、大腹子
    B. 炮附子、炙甘草
    C. 草豆蔻、白术
    D. 炮干姜、茴香
    E. 大腹皮、木瓜

141. 独活寄生汤组成中含有的药物是
    A. 川芎、苍术
    B. 细辛、防风
    C. 白术、茯苓
    D. 秦艽、桂枝
    E. 熟地黄、芍药

142. 藿香正气散中重用的药材是
    A. 白芷
    B. 藿香
    C. 陈皮
    D. 白术
    E. 炙甘草

143. 下列各项,不属于贝母瓜蒌散组成药物的是
    A. 花粉
    B. 茯苓
    C. 半夏
    D. 橘红

E. 桔梗

144. 二陈汤中配伍乌梅的用意是
    A. 涩肠
    B. 生津
    C. 敛肺
    D. 安蛔
    E. 降气

145. 清气化痰丸的功用是
    A. 燥湿化痰,理气和中
    B. 清热化痰,理气止咳
    C. 理气化痰,清胆和胃
    D. 清泻肺热,止咳平喘
    E. 润肺清热,理气化痰

146. 苓甘五味姜辛汤的功用是
    A. 利水消痰
    B. 温阳化气
    C. 温阳利水
    D. 温肺化饮
    E. 温经通络

147. 具有理气化痰、清胆和胃功用的方剂是
    A. 二陈汤
    B. 温胆汤
    C. 大柴胡汤
    D. 半夏泻心汤
    E. 蒿芩清胆汤

148. 心下痞满,不欲饮食,倦怠乏力,大便不畅,苔腻而微黄,脉弦,宜选用的方剂是
    A. 保和丸
    B. 健脾丸
    C. 枳实消痞丸
    D. 枳实导滞丸
    E. 参苓白术散

149. 下列说法中不正确的是

A. 神曲是保和丸的君药
B. 山楂尤善消肉食油腻之积
C. 大黄是枳实导滞丸的君药
D. 消导化积剂与泻下剂均能消除有形之实邪
E. 健脾丸是一首消补兼施的方剂

150. 乌梅在乌梅汤中的作用为
    A. 辛以伏蛔
    B. 酸以安蛔
    C. 生津止渴
    D. 苦以下蛔
    E. 收敛止咳

151. 主治病证中无四肢厥逆的方剂是
    A. 四逆散
    B. 大承气汤
    C. 四逆汤
    D. 布袋丸
    E. 当归四逆汤

152. 治疗痰伏中脘、流注经络之证,最宜选用的方剂是
    A. 苓桂术甘汤
    B. 厚朴温中汤
    C. 大秦艽汤
    D. 茯苓丸
    E. 理中丸

153. 保和丸和健脾丸两方组成中均含有的药物是
    A. 半夏、肉豆蔻
    B. 连翘、黄连
    C. 木香、砂仁
    D. 山楂、麦芽
    E. 神曲、山楂

154. 连翘在保和丸中的作用为
    A. 透热转气

B. 辛凉透表
C. 清热解毒
D. 清泄胸膈之热
E. 清热散结

二、B 型题（标准配伍题）

答题说明：

以下提供若干组考题,每组考题共用在考题前列出的 A、B、C、D、E 五个备选答案。请从中选择一个与问题关系最密切的答案。某个备选答案可能被选择一次、多次或不被选择。

(155～156题共用备选答案)
    A. 清营汤
    B. 白虎汤
    C. 黄连解毒汤
    D. 龙胆泻肝汤
    E. 麻杏甘石汤

155. 治疗壮热面赤,烦渴引饮,汗出恶热,脉洪大有力,应首选的方剂是

156. 治疗身热不解,有汗,咳逆气急,甚则鼻煽,口渴,舌苔薄白,脉浮而数,应首选的方剂是

(157～158题共用备选答案)
    A. 肺肾阴虚,虚火上炎之咳血
    B. 燥热伤肺,灼津成痰之燥痰
    C. 燥热伤肺,气阴两伤之温燥
    D. 痰热壅盛,肺失清肃之咳喘
    E. 阴虚燥热,疫毒上泛之白喉

157. 贝母瓜蒌散的主治证候是

158. 清燥救肺汤的主治证候是

(159～160题共用备选答案)
    A. 九味羌活汤
    B. 藿香正气散
    C. 羌活胜湿汤
    D. 独活寄生汤

E. 败毒散
159. 气虚之体,外感风寒湿者,治宜选用
160. 外感风寒湿邪,内有蕴热者,治宜选用

(161~162题共用备选答案)
A. 桑菊饮
B. 银翘散
C. 泻白散
D. 白虎汤
E. 麻杏甘石汤
161. 吴瑭所称"辛凉轻剂"是
162. 吴瑭所称"辛凉平剂"是

(163~164题共用备选答案)
A. 麻黄、桂枝
B. 麻黄、细辛
C. 桂枝、细辛
D. 干姜、细辛
E. 干姜、半夏
163. 小青龙汤中主要发挥发汗解表作用的药物是
164. 小青龙汤中主要发挥温肺化饮作用的药物是

(165~166题共用备选答案)
A. 麻子仁丸
B. 十枣汤
C. 温脾汤
D. 大承气汤
E. 大黄牡丹汤
165. 治疗阳虚寒积证"腹痛便秘,脐下绞结,绕脐不止,手足不温,苔白不渴,脉沉弦而迟"的方剂是
166. 治疗阳明腑实证、热结旁流证、里热实证之热厥、痉病或发狂等的方剂是

(167~168题共用备选答案)
A. 败毒散
B. 止嗽散

C. 小青龙汤
D. 麻黄汤
E. 银翘散
167. 治疗外感风寒表实证"恶寒发热,头身疼痛,无汗而喘,舌苔薄白,脉浮紧"的方剂是
168. 治疗风邪犯肺证"咳嗽咽痒,咳痰不爽,或微有恶风发热,舌苔薄白,脉浮缓"的方剂是

(169~170题共用备选答案)
A. 发汗解表,宣肺平喘
B. 发汗解肌,调和营卫
C. 发汗祛湿,兼清里热
D. 疏散风寒,理气和中
E. 解表散寒,温肺化饮
169. 九味羌活汤的功用是
170. 小青龙汤的功用是

(171~172题共用备选答案)
A. 半夏
B. 瓜蒌
C. 黄连
D. 枳实
E. 厚朴
171. 枳实薤白桂枝汤和小陷胸汤组成中均含有的药物是
172. 枳实薤白桂枝汤和半夏厚朴汤组成中均含有的药物是

(173~174题共用备选答案)
A. 枳实、半夏
B. 甘草、大枣
C. 白术、当归
D. 香附、柴胡
E. 枳壳、陈皮
173. 大柴胡汤组成中含有的药物是
174. 蒿芩清胆汤组成中含有的药物是

(175~176题共用备选答案)
A. 清胃热,滋肾阴
B. 清胃热,养肺阴
C. 清胃火,凉血热
D. 清胃火,解热毒
E. 清胃热,泻伏火

175. 玉女煎的功用是
176. 清胃散的功用是

(177~178题共用备选答案)
A. 葛根黄芩黄连汤
B. 痛泻要方
C. 白头翁汤
D. 芍药汤
E. 四神丸

177. 赤多白少之热毒痢疾者,治宜选用
178. 赤白相兼之湿热痢疾者,治宜选用

(179~180题共用备选答案)
A. 皮肤蒸热
B. 夜热早凉
C. 骨蒸潮热
D. 烦渴燥热
E. 午后身热

179. 青蒿鳖甲汤证的发热特征是
180. 泻白散证的发热特征是

(181~182题共用备选答案)
A. 凉膈散
B. 普济消毒饮
C. 银翘散
D. 黄连解毒汤
E. 仙方活命饮

181. 泻火通便、清上泄下的方剂是
182. 清热解毒、疏风散邪的方剂是

(183~184题共用备选答案)
A. 呼多吸少
B. 气短懒言
C. 烦泻欲饮
D. 汗出恶风
E. 盗汗遗精

183. 符合大补阴丸应用指征的是
184. 符合当归补血汤应用指征的是

(185~186题共用备选答案)
A. 人参、茯苓
B. 白术、干姜
C. 白术、人参
D. 干姜、炙甘草
E. 茯苓、炙甘草

185. 理中丸和四君子汤组成中均含有的药物是
186. 理中丸和四逆汤组成中均含有的药物是

(187~188题共用备选答案)
A. 茯苓、白术
B. 人参、山药
C. 山药、茯苓
D. 砂仁、薏苡仁
E. 山药、薏苡仁

187. 参苓白术散和归脾汤组成中均含有的药物是
188. 完带汤和参苓白术散组成中均含有的药物是

(189~190题共用备选答案)
A. 人参
B. 黄芪
C. 白术
D. 麦冬
E. 五味子

189. 生脉散的君药是
190. 玉屏风散的君药是

(191~192题共用备选答案)
A. 鲜地黄
B. 干地黄

C. 熟地黄
D. 生地炭
E. 熟地炭

191. 阳和汤的组成药物中包括
192. 肾气丸的组成药物中包括

(193~194 题共用备选答案)
A. 白术
B. 苍术
C. 人参
D. 白芍
E. 柴胡

193. 完带汤中具有燥湿运脾作用的药物是
194. 完带汤中具有补脾祛湿作用的药物是

(195~196 题共用备选答案)
A. 清胃滋阴
B. 清胃凉血
C. 滋阴补肾
D. 养血疏肝
E. 滋阴疏肝

195. 一贯煎的功用是
196. 玉女煎的功用是

(197~198 题共用备选答案)
A. 肉豆蔻、肉桂
B. 黄芪、吴茱萸
C. 肉豆蔻、吴茱萸
D. 肉桂、吴茱萸
E. 木香、吴茱萸

197. 真人养脏汤的组成中包括的药物为
198. 四神丸的组成中包括的药物为

(199~200 题共用备选答案)
A. 龙骨、牡蛎
B. 白术、白芍
C. 黄芪、白术
D. 芡实、白术
E. 山药、苍术

199. 完带汤和固冲汤组成中均含有的药物是
200. 金锁固精丸和固冲汤组成中均含有的药物是

(201~202 题共用备选答案)
A. 牡蛎散
B. 桂枝汤
C. 生脉散
D. 玉屏风散
E. 当归六黄汤

201. 具有益气固表止汗功用的方剂为
202. 具有益气生津、敛阴止汗功用的方剂为

(203~204 题共用备选答案)
A. 温胃暖肝
B. 温中补虚
C. 和胃降逆
D. 散寒止痛
E. 温脾暖胃

203. 温经汤中吴茱萸的作用是
204. 四神丸中吴茱萸的作用是

(205~206 题共用备选答案)
A. 补气固表
B. 补气行血
C. 补气生血
D. 补气升阳
E. 补气行水

205. 补阳还五汤中黄芪的配伍意义是
206. 补中益气汤中黄芪的配伍意义是

(207~208 题共用备选答案)
A. 紫雪
B. 大定风珠
C. 镇肝息风汤
D. 安宫牛黄丸
E. 羚角钩藤汤

207. 治疗温热病,肝经热盛、热极动风,首选的方剂是

208. 温热病,热闭心包兼热盛动风,首选的方剂是

(209~210题共用备选答案)
A. 沙参、麦冬
B. 玄参、天冬
C. 麦冬、牛膝
D. 麦冬、生地黄
E. 天冬、当归

209. 镇肝息风汤和天王补心丹组成中均含有的药物是
210. 天王补心丹和一贯煎组成中均含有的药物是

(211~212题共用备选答案)
A. 麻黄汤
B. 杏苏散
C. 桑杏汤
D. 桑菊饮
E. 银翘散

211. 风温初起,津伤不甚者,治宜选用
212. 外感温燥,津伤较甚者,治宜选用

(213~214题共用备选答案)
A. 四君子汤
B. 六味地黄丸
C. 补中益气汤
D. 百合固金汤
E. 参苓白术散

213. 体现"培土生金"治法的方剂是
214. 体现"金水相生"治法的方剂是

(215~216题共用备选答案)
A. 清热生津润燥
B. 清热化痰止咳
C. 清热生津止渴
D. 涤痰宽胸散结
E. 消瘀散结润燥

215. 复元活血汤中配伍天花粉的主要用意是
216. 贝母瓜蒌散中配伍天花粉的主要用意是

(217~218题共用备选答案)
A. 芍药汤
B. 白头翁汤
C. 藿香正气散
D. 连朴饮
E. 三仁汤

217. 具有清热解毒、凉血止痢功用的方剂是
218. 具有清热燥湿、调气和血功用的方剂是

(219~220题共用备选答案)
A. 保和丸
B. 健脾丸
C. 枳实消痞丸
D. 三仁汤
E. 平胃散

219. 具有消痞除满、健脾和胃功效的方剂为
220. 具有健脾和胃、消食止泻功效的方剂为

(221~222题共用备选答案)
A. 枳实、厚朴
B. 桃仁、牡丹皮
C. 桃仁、红花
D. 大黄、枳实
E. 大黄、芒硝

221. 大承气汤和大黄牡丹汤组成中均含有的药物是
222. 大承气汤与枳实消痞丸组成中均含有的药物是

(223~224题共用备选答案)
A. 半夏、干姜
B. 黄连、生姜
C. 柴胡、黄连
D. 人参、枳实
E. 大枣、陈皮

223. 半夏泻心汤组成中含有的药物是
224. 枳实消痞丸组成中含有的药物是

(225～226题共用备选答案)
A. 大黄
B. 枳实
C. 厚朴
D. 神曲
E. 半夏曲

225. 枳实导滞丸的君药是
226. 枳实消痞丸的君药是

(227～228题共用备选答案)
A. 黄连、黄芩、干姜
B. 黄芩、黄柏、附子
C. 人参、半夏、生姜
D. 蜀椒、细辛、肉桂
E. 干姜、黄连、当归

227. 乌梅丸中包含的药物有
228. 半夏泻心汤中包含的药物有

(229～230题共用备选答案)
A. 苍术
B. 栀子
C. 山楂
D. 川芎
E. 香附

229. 越鞠丸的君药是
230. 保和丸的君药是

(231～232题共用备选答案)
A. 理中丸
B. 健脾丸
C. 四君子汤
D. 参苓白术散
E. 枳实消痞丸

231. 治疗脾虚湿盛之泄泻,首选的方剂是
232. 治疗脾虚食积之泄泻,首选的方剂是

(233～234题共用备选答案)
A. 健脾丸
B. 枳实消痞丸
C. 三仁汤
D. 保和丸
E. 平胃散

233. 主治食滞胃脘证的方剂为
234. 主治脾虚食积证的方剂为

参考答案

1. A	2. E	3. B	4. E	5. B	6. B	7. A	8. C	9. B	10. E
11. B	12. D	13. E	14. D	15. D	16. E	17. B	18. D	19. C	20. E
21. D	22. C	23. E	24. C	25. B	26. B	27. B	28. D	29. B	30. A
31. C	32. D	33. A	34. E	35. B	36. D	37. D	38. D	39. E	40. C
41. A	42. A	43. B	44. D	45. C	46. A	47. C	48. A	49. C	50. D
51. D	52. A	53. D	54. C	55. D	56. D	57. A	58. C	59. D	60. B
61. C	62. C	63. A	64. B	65. B	66. D	67. B	68. B	69. D	70. C
71. A	72. D	73. B	74. D	75. D	76. C	77. B	78. E	79. C	80. A
81. B	82. E	83. B	84. D	85. C	86. C	87. B	88. B	89. A	90. B
91. B	92. D	93. A	94. A	95. D	96. C	97. B	98. B	99. D	100. D
101. A	102. D	103. C	104. B	105. D	106. A	107. B	108. C	109. A	110. E
111. A	112. C	113. C	114. A	115. D	116. E	117. B	118. D	119. D	120. A
121. D	122. E	123. B	124. E	125. C	126. E	127. B	128. D	129. A	130. A

131. E	132. B	133. D	134. B	135. C	136. E	137. A	138. B	139. D	140. B
141. B	142. B	143. C	144. C	145. B	146. D	147. B	148. C	149. A	150. B
151. D	152. D	153. E	154. E	155. B	156. E	157. B	158. C	159. E	160. A
161. A	162. B	163. A	164. D	165. C	166. D	167. D	168. B	169. C	170. E
171. B	172. E	173. A	174. E	175. A	176. C	177. C	178. D	179. B	180. A
181. A	182. B	183. E	184. C	185. C	186. D	187. A	188. B	189. A	190. B
191. C	192. B	193. B	194. A	195. E	196. A	197. A	198. C	199. B	200. A
201. D	202. C	203. D	204. E	205. B	206. D	207. E	208. A	209. B	210. D
211. D	212. C	213. E	214. D	215. E	216. A	217. B	218. A	219. C	220. B
221. E	222. A	223. A	224. D	225. A	226. B	227. E	228. A	229. E	230. C
231. D	232. B	233. D	234. A						

中医学基础

一、A 型题（单句型最佳选择题）

答题说明：

以下每一道考题下面有 A、B、C、D、E 五个备选答案。请从中选择一个最佳答案。

1. "同病异治,异病同治"的实质是
   A. 治病求本
   B. 因地制宜
   C. 因人制宜
   D. 因时制宜
   E. 整体观念

2. 内外环境的统一性和机体自身整体性的思想,称之为
   A. 整体观念
   B. 辨证论治
   C. 阴阳学说
   D. 五行学说
   E. 精气学说

3. 在中医领域中,下列属阴的功能是
   A. 外在
   B. 温煦
   C. 兴奋
   D. 晦暗
   E. 上升

4. "阴平阳秘,精神乃治"阐述的阴阳关系是
   A. 相互转化
   B. 相互制约
   C. 互根互用
   D. 相互促进
   E. 消长平衡

5. 根据阴阳学说,阴偏胜导致的证候是
   A. 实热证
   B. 实寒证
   C. 虚热证
   D. 虚寒证
   E. 阳亢证

6. 《诸病源候论·冷气候》云"夫脏气虚,则内生寒也",说明了气的
   A. 推动作用
   B. 温煦作用
   C. 防御作用
   D. 气化作用
   E. 固摄作用

7. 属于"阴中之阳"的是
   A. 上午
   B. 下午
   C. 前半夜
   D. 后半夜
   E. 中午

8. 肾的阴阳属性是
   A. 阴中之阴
   B. 阴中之阳

C. 阴中之至阴
D. 阳中之阳
E. 阳中之阴

9. 被称为阴阳之"征兆"的是
   A. 寒与热
   B. 水与火
   C. 明与暗
   D. 左与右
   E. 动与静

10. 下列属于阴范畴的是
    A. 热证
    B. 表证
    C. 实证
    D. 阳虚证
    E. 阴虚证

11. "壮水之主，以制阳光"的适应证是
    A. 实寒证
    B. 虚寒证
    C. 实热证
    D. 虚热证
    E. 阴阳两虚证

12. 阴阳的互根关系不包括
    A. 阴在内，阳之守也
    B. 阳在外，阴之使也
    C. 孤阴不生，独阳不长
    D. 重阴必阳，重阳必阴
    E. 阴损及阳，阳损及阴

13. "动极者镇之以静，阴亢者胜之以阳"，说明阴阳之间的关系是
    A. 阴阳互根
    B. 阴阳转化
    C. 阴阳平衡
    D. 阴阳对立
    E. 阴阳制约

14. 用阴阳学说来说明人体的组织结构，下列说法错误的是
    A. 五脏属阴，六腑属阳
    B. 背为阴，腹为阳
    C. 内为阴，外为阳
    D. 下部为阴，上部为阳
    E. 肝、脾、肾属阴，心肺属阳

15. 阴和阳的概念中，下列最确切的是
    A. 阴和阳即是矛盾
    B. 阴和阳是中国古代的两点论
    C. 阴和阳代表对立的事物
    D. 阴和阳代表对立又相互关联的事物属性
    E. 阴和阳说明相互关联着的事件

16. 按五行规律，肝病及心所属的是
    A. 子病犯母
    B. 母病及子
    C. 相乘传变
    D. 相侮传变
    E. 相克

17. 五行相克的关系中，火的所不胜是
    A. 木
    B. 火
    C. 金
    D. 水
    E. 土

18. 按相克规律确定的治法是
    A. 培土生金
    B. 益火补土
    C. 泻南补北
    D. 滋水涵木
    E. 金水相生

19. 患病初期见肝气郁结，继则出现脾虚之证，按五行理论分析是
    A. 相生

B. 相克

C. 相乘

D. 相侮

E. 母病及子

20. 以下根据五行相生规律确定的治疗原则是

A. 抑木扶土法

B. 培土制水法

C. 泻南补北法

D. 佐金平木法

E. 滋水涵木法

21. 根据五行学说,五季中的长夏应归属于

A. 火

B. 水

C. 土

D. 金

E. 木

22. 下列与肺相表里的脏腑是

A. 胆

B. 大肠

C. 膀胱

D. 胃

E. 小肠

23. 属于子病犯母的是

A. 肝病及心

B. 脾病及肾

C. 肝病及肾

D. 肺病及心

E. 脾病及肺

24. 属五行之金的是

A. 脉

B. 肉

C. 筋

D. 皮

E. 骨

25. 肾中精气的主要生理功能是

A. 促进机体的生长发育

B. 促进生殖功能的成熟

C. 主生长发育和生殖

D. 人体生命活动的根本

E. 化生血液的物质基础

26. 以下关于肾的说法有误的是

A. 肾为先天之本

B. 肾为一身阴阳之本

C. 肾为封藏之本

D. 肾阳为五脏阳气之本

E. 肾为气之本

27. 下列与肝主疏泄不密切的是

A. 气机的调节

B. 血液的运行

C. 情志的调节

D. 津液的代谢

E. 精气的封藏

28. 神疲乏力,气短懒言,头晕目眩,面白无华,小便混浊如米泔,食少便溏,舌淡苔白,脉缓。此属

A. 脾气虚证

B. 脾阳虚证

C. 寒湿困脾证

D. 脾虚气陷证

E. 脾肺气虚证

29. 下列与脑髓充盈关系最密切的是

A. 心

B. 肝

C. 脾

D. 肺

E. 肾

30. 下列区分五脏、六腑、奇恒之腑的最主要依据是

A. 解剖形态的差异
B. 分布部位的不同
C. 功能特点的不同
D. 病理表现的不同
E. 经脉阴阳属性的不同

31. 大肠功能失常可直接影响
    A. 肾失气化
    B. 肺失肃降
    C. 脾失健运
    D. 肝失疏泄
    E. 脾失升清

32. 被称为后天之本的脏是
    A. 心
    B. 肺
    C. 脾
    D. 肝
    E. 肾

33. 下列各项与血液运行关系最密切的是
    A. 肺朝百脉
    B. 脾主统血
    C. 肝主藏血
    D. 心主血脉
    E. 肾藏精

34. 与牙齿生长脱落关系最密切的脏是
    A. 脾
    B. 肝
    C. 肺
    D. 心
    E. 肾

35. 在肝主疏泄的生理功能中起根本作用的是
    A. 调畅情志
    B. 调节血量
    C. 调畅气机
    D. 疏通水道

E. 促进脾胃消化吸收

36. 血液运行主要依赖的是
    A. 心气
    B. 脾气
    C. 肝气
    D. 肺气
    E. 胃气

37. 对全身水液代谢起主宰作用的是
    A. 小肠之泌别清浊
    B. 肺之通调水道
    C. 脾之运化水液
    D. 肾之蒸腾气化
    E. 肝之疏泄功能

38. 五脏与五体相关,肾在体的是
    A. 皮
    B. 脉
    C. 肉
    D. 筋
    E. 骨

39. 既属六腑,又属奇恒之腑的是
    A. 脉
    B. 脑
    C. 髓
    D. 女子胞
    E. 胆

40. 喜润恶燥的脏腑是
    A. 脾
    B. 胃
    C. 心
    D. 肝
    E. 小肠

41. 主持呼吸功能的脏是
    A. 心

B. 肝
C. 肺
D. 脾
E. 肾

42. 肺之通调水道功能的生理基础是
    A. 肺主一身之气
    B. 肺司呼吸
    C. 肺输精于皮毛
    D. 肺朝百脉
    E. 肺主宣发和肃降

43. 产生天癸的主要物质是
    A. 肾中之精气
    B. 肾阳之温煦
    C. 肾阴之濡润
    D. 肾之封藏
    E. 元气之充足

44. 积聚胸中,贯注心肺,通过心肺的作用布散周身的气是
    A. 精气
    B. 元气
    C. 宗气
    D. 卫气
    E. 营气

45. 水液运行的通道是
    A. 经脉
    B. 络脉
    C. 腠理
    D. 三焦
    E. 气门

46. 五脏中以升为健的是
    A. 心
    B. 肝
    C. 脾
    D. 肾

E. 肺

47. 保证肺能吸入自然之清气,所依赖的主要功能是
    A. 宣发
    B. 肃降
    C. 疏通
    D. 调节
    E. 朝百脉

48. 水谷精微的转输布散主要依赖的脏腑功能是
    A. 胃主腐熟
    B. 小肠主受盛化物
    C. 脾主运化
    D. 肝主疏泄
    E. 肾阳主温煦

49. 脾统血的主要机制是
    A. 控制血液的流速
    B. 增加内脏血容量
    C. 调节外周血容量
    D. 固摄血液在脉内运行
    E. 控制血液的生成

50. 既可营养全身,又可化生血液的气是
    A. 元气
    B. 宗气
    C. 营气
    D. 卫气
    E. 精气

51. 病久必累及的脏腑是
    A. 心
    B. 肺
    C. 脾
    D. 肝
    E. 肾

52. 被称为"骨之余"的是
    A. 髓
    B. 齿
    C. 爪
    D. 筋
    E. 脑

53. 六腑中的孤腑指的是
    A. 胆
    B. 胃
    C. 三焦
    D. 膀胱
    E. 小肠

54. 具有泌别清浊功能的脏腑是
    A. 胃
    B. 大肠
    C. 小肠
    D. 膀胱
    E. 肾

55. 导致"故水病者,下为肘肿大腹,上为喘呼不得卧"的病理基础主要是
    A. 心肾功能失常
    B. 脾肺功能失常
    C. 脾胃功能失常
    D. 肺肾功能失常
    E. 肝肾功能失常

56. 脏腑相关理论中,与精血同源相关的脏是
    A. 心、肾
    B. 脾、肾
    C. 肺、肾
    D. 心、肝
    E. 肝、肾

57. 循行于脉中,流布于全身,富有营养和滋润作用的物质是
    A. 气
    B. 血
    C. 津
    D. 液
    E. 水

58. 被称为气机升降之枢纽的脏腑是
    A. 肺、肾
    B. 肝、肺
    C. 脾、胃
    D. 心、肾
    E. 脾、肺

59. 下列各项中,与三焦功能相关的是
    A. 受盛之官
    B. 传导之官
    C. 决渎之官
    D. 州都之官
    E. 相傅之官

60. 下列各项中,与女子胞的功能关系最为密切的是
    A. 心、肝、脾、冲脉、督脉
    B. 心、肺、肾、阳明脉、带脉
    C. 心、肾、冲脉、任脉、督脉
    D. 心、脾、冲脉、任脉、带脉
    E. 心、肝、脾、肾、冲脉、任脉

61. 被称为中精之府的是
    A. 脑
    B. 髓
    C. 骨
    D. 脉
    E. 胆

62. 气的基本运动形式是
    A. 上升下降
    B. 上入下出
    C. 内外出入

D. 升降出入

E. 左进右出

63. 五脏六腑之大主是
   A. 心
   B. 肺
   C. 肝
   D. 脾
   E. 肾

64. 三焦是
   A. 一个单一的形态器官
   B. 经络系统的实质内容之一
   C. 胸腔和腹腔
   D. 对人体某些部位和内脏等生理功能和病理变化的综合概括
   E. 胸腹腔所有内脏功能的综合概括

65. 心主神志最主要的物质基础是
   A. 津液
   B. 血液
   C. 宗气
   D. 精液
   E. 营气

66. 下列最能体现肝的生理特点的是
   A. 肝恶抑郁
   B. 肝体阴而用阳
   C. 肝喜条达
   D. 肝为刚脏,主动,主升
   E. 肝赖血液以濡之,赖肾水以滋之

67. "太仓""水谷之海"指的是
   A. 脾
   B. 三焦
   C. 小肠
   D. 大肠
   E. 胃

68. 膀胱贮存和排泄小便,主要依赖于
   A. 三焦气化作用
   B. 肺的宣发肃降作用
   C. 膀胱的气化作用
   D. 肾的气化作用
   E. 肝的疏泄作用

69. 中焦如沤是比喻
   A. 胃主受纳的功能状态
   B. 小肠泌别清浊的功能状态
   C. 水谷精微的弥漫布散状态
   D. 脾气散精的功能状态
   E. 消化过程中腐熟水谷的状态

70. "通行诸气和运行水液"指的是
   A. 胆
   B. 胃
   C. 膀胱
   D. 三焦
   E. 小肠

71. 肝肾同源的主要依据是
   A. 厥、少二阴之气相通
   B. 肝肾同居于下焦(精血互生互化)
   C. 相火同寄于肝肾(同为相火所寄)
   D. 精血相互化生(疏泄与封藏之间相反相成)
   E. 肝肾之阴相通

72. 被称为华盖的脏是
   A. 心
   B. 脾
   C. 肝
   D. 肺
   E. 肾

73. 髓之府为
   A. 脑
   B. 脉

C. 骨

D. 肝

E. 肾

74. 与心相表里的脏腑为

　　A. 胆

　　B. 大肠

　　C. 膀胱

　　D. 小肠

　　E. 胃

75. "利小便以实大便"的理论依据是

　　A. 肾司二便,故利小便即可以实大便

　　B. 淡渗利水,则脾阳得健而大便实

　　C. 中气不足,溲便为之变,故二便相关

　　D. 二便均来自小肠的泌别清浊

　　E. 利小便的药物本身具有止泻作用

76. 下列哪项不是肝风内动证的范畴

　　A. 血虚生风证

　　B. 阴虚动风证

　　C. 阳虚动风证

　　D. 热极生风证

　　E. 肝阳化风证

77. "提壶揭盖"法治疗水肿的理论依据是

　　A. 脾主运化

　　B. 小肠主化物

　　C. 小肠主泌别清浊

　　D. 小肠主受盛

　　E. 肺主通调水道

78. 维持呼吸功能正常的重要环节是

　　A. 心主神志

　　B. 肺合皮毛

　　C. 脾主转输

　　D. 肾主闭藏

　　E. 胃气下降

79. 肾为气之根主要指

　　A. 肾为五脏阳气之根本

　　B. 肾主纳气,以维持呼吸深沉

　　C. 肾主水液的蒸腾气化

　　D. 肾主膀胱的气化开合

　　E. 指元气由肾精化生

80. "乙癸同源"体现的是哪两个脏之间的关系

　　A. 肝肺

　　B. 肝胃

　　C. 肝肾

　　D. 肾心

　　E. 心肺

81. 与人的视觉功能异常有关的脏腑是

　　A. 肝

　　B. 心

　　C. 肺

　　D. 脾

　　E. 肾

82. 下列与女子胞的生理功能最为密切的是

　　A. 心、肺、脾、胃、冲脉、督脉

　　B. 心、肺、肾、胃、阳明脉、带脉

　　C. 心、肺、脾、肝、冲脉、任脉

　　D. 心、肝、肾、胃、冲脉、任脉

　　E. 心、肝、脾、肾、冲脉、任脉

83. "肺为水之上源"是因

　　A. 其能宣发布散津液

　　B. 其能辅助心脏,转输气血津液

　　C. 其气肃降,有利于大肠主津

　　D. 其能肃降水液,通调水道

　　E. 其能宣发卫气,调节汗液排泄

84. 下列手阳明经所属的脏腑是

　　A. 心包

　　B. 胆

　　C. 大肠

D. 小肠

E. 膀胱

85. 十二正经中,联系脏腑最多的经脉是
   A. 足厥阴肝经
   B. 足少阴肾经
   C. 足阳明胃经
   D. 足太阴脾经
   E. 足太阳膀胱经

86. 根据十二经脉流注次序,手少阳经应流注至
   A. 手厥阴经
   B. 足少阳经
   C. 手少阴经
   D. 足厥阴经
   E. 手太阴经

87. 上肢外侧前缘分布的经脉是
   A. 手太阴肺经
   B. 手少阳三焦经
   C. 手阳明大肠经
   D. 手太阳小肠经
   E. 手厥阴心包经

88. 十二经脉中足太阴脾经在内踝上8寸的循行是
   A. 下肢外侧中线
   B. 下肢内侧中线
   C. 下肢内侧后线
   D. 下肢外侧前线
   E. 下肢内侧前线

89. 十二经脉的功能活动反应于体表的部位是
   A. 孙络
   B. 十二经筋
   C. 十二皮部
   D. 十五别络
   E. 浮络

90. 主司妇女带下的经脉是
   A. 冲脉
   B. 任脉
   C. 带脉
   D. 督脉
   E. 阴维脉

91. 最细小的络脉是
   A. 胃之络脉
   B. 孙络
   C. 心之络脉
   D. 别络
   E. 浮络

92. 下列经脉循行具有"束带而前垂"特点的是
   A. 冲脉
   B. 任脉
   C. 带脉
   D. 督脉
   E. 阳跷脉

93. 手三阳经与手三阴经相交于
   A. 头
   B. 腹
   C. 胸
   D. 足
   E. 手指末端

94. 下列在人体内具有"溢奇邪""通荣卫"作用的是
   A. 浮络
   B. 经别
   C. 别络
   D. 皮部
   E. 孙络

95. 奇经八脉中,与足少阴经相并,挟脐上行的经脉是
   A. 任脉

B. 督脉

C. 冲脉

D. 阴跷脉

E. 阴维脉

96. 奇经八脉中与任脉在咽部相会的经脉是

    A. 阳跷脉
    B. 阳维脉
    C. 阴维脉
    D. 督脉
    E. 阴跷脉

97. 下列经脉可用离、合、出、入来概括其循行特点的是

    A. 十五别络
    B. 十二经别
    C. 十二经筋
    D. 奇经八脉
    E. 十二经脉

98. 下列走行于上肢内侧中线的经脉是

    A. 手太阴肺经
    B. 手少阴心经
    C. 手厥阴心包经
    D. 手阳明大肠经
    E. 手少阳三焦经

99. 手太阴肺经的起点为

    A. 肺中
    B. 中焦
    C. 膻中
    D. 胃中
    E. 手拇指桡侧端

100. 下列经脉中,环绕口唇的是

    A. 脾经、肝经、任脉、冲脉
    B. 肾经、任脉、胆经、冲脉
    C. 心经、脾经、肝经、胃经
    D. 胆经、胃经、肝经、任脉
    E. 胃经、肝经、冲脉、任脉

101. 下列在内踝尖上8寸以上,循行于内侧前缘的经脉是

    A. 脾经
    B. 胃经
    C. 肝经
    D. 肾经
    E. 心包经

102. 《素问·生气通天论》所说"味过于甘"则

    A. 肝气以津,脾气乃绝
    B. 脾气不濡,胃气乃厚
    C. 大骨气劳,短肌,心气抑
    D. 心气喘满,色黑,肾气不衡
    E. 筋脉沮弛,精神乃央

103. 六淫中,常伤及人体上部、阳经和肌表,易使皮毛腠理疏松的是

    A. 风
    B. 寒
    C. 湿
    D. 燥
    E. 暑

104. 下列形成阴疽流注的病因是

    A. 暑邪
    B. 热邪
    C. 痰饮
    D. 寒邪
    E. 瘀血

105. 温燥病的发病季节是

    A. 初秋
    B. 深秋
    C. 冬末春初
    D. 长夏季节
    E. 春末夏初

106. 下列不属于六淫之风邪的性质和致病特点的是
    A. 其性开泄
    B. 耗气伤津
    C. 善行而数变
    D. 为百病之长
    E. 易袭人体之阳位

107. 易袭人体阳位的邪气是
    A. 风
    B. 寒
    C. 暑
    D. 湿
    E. 燥

108. 下列影响疫疠的发生与流行的因素不确切的是
    A. 气候的反常变化
    B. 社会因素
    C. 预防隔离工作
    D. 精神状态
    E. 环境条件

109. 女子胞的主要功能是
    A. 主精神
    B. 主感觉
    C. 主持月经
    D. 主疏泄
    E. 主神明

110. 人体是一个有机的整体,其生理病理的中心是
    A. 精
    B. 气血
    C. 经络
    D. 五脏
    E. 六腑

111. 区别五脏、六腑、奇恒之腑的主要依据是
    A. 解剖形态的差异
    B. 经脉络属的有无
    C. 生理功能的差异
    D. 所在部位的不同
    E. 阴阳属性的不同

112. 被称为君主之官的是
    A. 肝
    B. 心
    C. 脾
    D. 肺
    E. 肾

113. 与神志活动关系最密切的脏是
    A. 肝
    B. 肺
    C. 肾
    D. 脾
    E. 心

114. 血府指的是
    A. 脉
    B. 心
    C. 肝
    D. 脾
    E. 冲脉

115. 五脏的生理特点是
    A. 虚实交替,泻而不藏
    B. 藏精气而不泻,实而不能满
    C. 传化物而不藏,满而不能实
    D. 藏精气而不泻,满而不能实
    E. 传化物而不藏,实而不能满

116. 被称为五脏六腑之华盖的脏是
    A. 心
    B. 肺
    C. 脾
    D. 肝

E. 肾

117. 最易引起气血凝滞的邪气是
   A. 风
   B. 寒
   C. 湿
   D. 燥
   E. 火

118. 下列各项中,不可能为内生邪气的是
   A. 风邪
   B. 寒邪
   C. 暑邪
   D. 湿邪
   E. 火邪

119. 最易伤肺的邪气是
   A. 湿邪
   B. 风邪
   C. 燥邪
   D. 暑邪
   E. 寒邪

120. 易伤脾的情志因素是
   A. 喜
   B. 怒
   C. 思
   D. 悲
   E. 恐

121. 大怒、暴怒可以导致的是
   A. 气结
   B. 气下
   C. 气上
   D. 气滞
   E. 气散

122. 最易耗气伤津的邪气是
   A. 风邪
   B. 燥邪
   C. 湿邪
   D. 暑邪
   E. 寒邪

123. 既属病因,又属病理产物的是
   A. 寒邪
   B. 暑邪
   C. 燥邪
   D. 瘀血
   E. 七情

124. 不属火邪致病特点的是
   A. 易于动血
   B. 耗伤阴津
   C. 易于生风
   D. 其性上炎
   E. 善行数变

125. 瘀血病证所出现的疼痛之特征是
   A. 游走性疼痛
   B. 胀痛
   C. 绞痛
   D. 酸痛
   E. 刺痛

126. 七情内伤致病可直接伤及内脏,最易伤及的脏是
   A. 心、脾、肺
   B. 心、肺、肝
   C. 肺、脾、肾
   D. 肝、脾、肾
   E. 心、肝、脾

127. 最易引发疮疡的六淫邪气是
   A. 风邪
   B. 寒邪
   C. 湿邪
   D. 燥邪

E. 火邪

128. 异气是指
A. 六淫邪气
B. 异常气候
C. 气机失常
D. 情志变化
E. 乖戾之气

129. 湿邪、寒邪的共同致病特征为
A. 损伤阳气
B. 黏腻重浊
C. 凝滞收引
D. 阻遏气机
E. 易袭阳位

130. 暑邪为病而见汗多、气短、乏力,其原因是
A. 暑为阳邪,其性炎热
B. 暑多夹湿,易困脾土
C. 暑应于心,易扰心神
D. 暑性升散,耗气伤津
E. 暑为阳邪,化火伤阴

131. 下列易袭人体阴位的病邪为
A. 风邪
B. 湿邪
C. 寒邪
D. 火邪
E. 燥邪

132. 七情内伤可影响脏腑气机,其中恐则
A. 气上
B. 气下
C. 气结
D. 气缓
E. 气消

133. 饮食因素致病,易致聚湿、化热、生痰的是
A. 过饥

B. 过饱
C. 饮食不洁
D. 寒热偏嗜
E. 五味偏嗜

134.《素问·五脏生成》说"多食辛",可致
A. 脉凝泣而变色
B. 皮槁而毛拔
C. 筋急而爪枯
D. 骨痛而发落
E. 肉胝而唇揭

135. 下列易袭阳位,具有升发向上特性的邪气是
A. 燥邪
B. 暑邪
C. 风邪
D. 火邪
E. 寒邪

136. 可引起"肉胝而唇揭"病证的饮食偏嗜是
A. 多食酸
B. 多食咸
C. 多食甘
D. 多食苦
E. 多食辛

137. 火(热)邪的致病特点不包括
A. 易耗气伤津
B. 其为阳邪,其性炎上
C. 其多夹食积
D. 易致肿疡
E. 易生风动血

138. 其性干涩,易伤津液的是
A. 火邪
B. 燥邪
C. 风邪
D. 暑邪

E. 疠气

139. 下列具有升散而又夹湿特性的邪气为
    A. 湿邪
    B. 热邪
    C. 燥邪
    D. 暑邪
    E. 寒邪

140. 四时不正之气乘虚侵入,致病较重者,称为
    A. 阴邪
    B. 正邪
    C. 阳邪
    D. 虚邪
    E. 伏邪

141. 下列既有季节性特点,又不受季节限制,常为外感致病之先导的邪气是
    A. 热邪
    B. 风邪
    C. 疠气
    D. 湿邪
    E. 寒邪

142. 维持人体体温,属于气的
    A. 推动作用
    B. 温煦作用
    C. 防御作用
    D. 凉润作用
    E. 中介作用

143. 血液流行不畅,最主要的是
    A. 脾不健运
    B. 心阳不振
    C. 肺气不宣
    D. 脾不统血
    E. 三焦气化失司

144. 《三因极一病证方论》认为,七情内伤的郁发始于
    A. 心、肺、脾
    B. 心、肝、脾
    C. 心、肺、肝
    D. 心、肝、肾
    E. 心、肝、胃

145. 提出六气病源说的是
    A. 医和
    B. 《内经》
    C. 《三因极一病证方论》
    D. 《金匮要略》
    E. 《诸病源候论》

146. 房劳过度易损伤
    A. 心
    B. 脾
    C. 肺
    D. 肝
    E. 肾

147. 下列属于风邪性质和致病特点的是
    A. 为阳邪,其性炎热
    B. 为阳邪,其性开泄
    C. 为阳邪,伤津耗气
    D. 为阳邪,其性炎上
    E. 为阳邪,易生风动血

148. 下列哪项不是肾气不固证的临床表现
    A. 滑精早泄
    B. 夜尿频多
    C. 带下清稀
    D. 小便失禁
    E. 浮肿少尿

149. 在治疗瘀血病证时,常配以行气、补气药,其理论根据是
    A. 气能生血

B. 气能行血

C. 气能摄血

D. 血能载气

E. 血能化气

150. 《素问·六微旨大论》提出:"是以升降出入,无器不有",说明气的运动具有
   A. 代表性
   B. 对立性
   C. 普遍性
   D. 对立性
   E. 特殊性

151. "吐下之余,定无完气"说明的病理变化为
   A. 气血两虚
   B. 气不化水
   C. 气随血脱
   D. 气不摄血
   E. 气随津脱

152. 下列对血液的运行起固摄控制作用的脏腑是
   A. 心、肺
   B. 肺、肝
   C. 肝、脾
   D. 肾、心
   E. 脾、肾

153. 人体内新陈代谢的调控与主宰是
   A. 血
   B. 肾
   C. 气
   D. 神
   E. 心

154. 影响疾病发生、发展与转归的主要因素是
   A. 禀赋的强弱
   B. 合理的饮食
   C. 邪正的盛衰

D. 邪气的性质

E. 感邪的轻重

155. 引起胖人或痰湿内盛者易患眩晕、中风的发病因素是
   A. 地域因素
   B. 气候因素
   C. 体质因素
   D. 生活、工作环境
   E. 精神状态

156. 下列病证多出现"伏而后发"的是
   A. 伏气寒病
   B. 伏气温病
   C. 伏气血病
   D. 伏气阴病
   E. 伏气燥病

157. 邪正相搏的状态决定发病与否,不发病的是
   A. 邪正盛衰
   B. 邪正相持
   C. 正虚邪恋
   D. 邪胜正负
   E. 正胜邪却

158. 下列决定疾病发生、发展与变化的是
   A. 禀赋的强弱
   B. 正气的盛衰
   C. 邪气的性质
   D. 邪正的斗争
   E. 感邪的轻重

159. 下列决定病情轻重的主要机制是
   A. 气血的盛衰变化
   B. 阴精与阳气的偏盛偏衰
   C. 气机升降出入的失调
   D. 正气与邪气的消长盛衰
   E. 脏腑功能活动的盛衰变化

160. "为胃行其津液者"是指
    A. 肺
    B. 肾
    C. 肝
    D. 脾
    E. 三焦

161. 与血虚的形成关系不密切的是
    A. 思虑过度而暗耗
    B. 脾胃虚弱
    C. 久病慢性耗损
    D. 劳倦内伤
    E. 失血过多

162. 病人自觉口中有咸味者,属
    A. 脾胃虚弱
    B. 寒湿困脾
    C. 心火上炎
    D. 寒水上泛
    E. 胃阴不足

163. 决定病证虚实变化的病理基础是
    A. 气血的盛衰变化
    B. 气机升降出入的失常
    C. 阴精与阳气的偏盛偏衰
    D. 正气与邪气的盛衰变化
    E. 脏腑功能活动的盛衰变化

164. 小便清长量多者,属
    A. 消渴病
    B. 虚寒证
    C. 湿热证
    D. 阴虚证
    E. 气虚证

165. "至虚有盛候"的病机形成基础是
    A. 邪气亢盛,正气衰败
    B. 脏腑气血极虚,外现实象
    C. 邪气太盛,气血内闭,不能外达
    D. 邪气太盛,煎熬津液,阴精大伤
    E. 疾病初期,正邪交争过于激烈

166. 下列关于邪正斗争决定疾病转归的说法中,错误的是
    A. 邪盛正衰则病进
    B. 正盛邪衰则病退
    C. 邪盛而正未衰则病为实证
    D. 正虚邪衰则病危
    E. 正衰邪盛,阴阳离决则死亡

167. 真热假寒证的病机是
    A. 阴盛格阳
    B. 阳盛格阴
    C. 阳虚则寒
    D. 阴盛则寒
    E. 阴损及阳

168. 五志过极可化生的是
    A. 内风
    B. 内寒
    C. 内湿
    D. 内燥
    E. 内火

169. 证候虚实的"虚"指的是
    A. 体质虚弱
    B. 气血虚弱
    C. 正气不足
    D. 邪留伤正
    E. 精气虚衰

170. 阴寒之邪壅盛于内,逼迫阳气浮越于外,其病理变化属于
    A. 阴阳偏盛
    B. 阴阳偏衰
    C. 阴阳互损
    D. 阴阳格拒
    E. 阴阳亡失

171. 与内湿证的形成关系最密切的脏腑是
    A. 肝
    B. 心
    C. 脾
    D. 肺
    E. 肾

172. 所谓"寒从中生"指的是
    A. 外感寒邪,影响脏腑功能
    B. 寒邪直中脏腑
    C. 阳气虚、温煦功能减退
    D. 恣食生冷,内脏受寒
    E. 寒邪从肌表而入,渐侵脏腑

173. 以下各项,不属于"内生五邪"的是
    A. 风内动
    B. 寒邪直中
    C. 湿浊内生
    D. 津伤化燥
    E. 火热内生

174. 与"寒从中生"关系最密切的两个脏是
    A. 心、肺
    B. 心、肾
    C. 脾、肾
    D. 肝、肾
    E. 心、脾

175. 最容易发生内燥病变的脏腑是
    A. 肺、胃、三焦
    B. 胃、肾、三焦
    C. 肝、胃、大肠
    D. 肺、胃、大肠
    E. 肺、脾、肾

176. 下列不属于疾病基本病机的是
    A. 邪正盛衰
    B. 气血失常
    C. 外感六淫

    D. 阴阳失调
    E. 津液代谢失常

177. 正不敌邪或正气持续衰弱以致气不能内守,可导致的是
    A. 气陷
    B. 气脱
    C. 气郁
    D. 气结
    E. 气闭

178. 与内风证的形成关系最密切的脏腑是
    A. 肝
    B. 心
    C. 脾
    D. 肺
    E. 肾

179. 机体血虚最多涉及的脏腑是
    A. 心、肾
    B. 肺、脾
    C. 脾、肾
    D. 心、肝
    E. 心、脾

180. 由于实邪结聚,阻滞经络,气血不能外达而出现的病机是
    A. 由实转虚
    B. 虚实夹杂
    C. 真虚假实
    D. 真实假虚
    E. 因虚致实

181. 下列不属于"内风"的是
    A. 肝阳化风
    B. 阴虚风动
    C. 风邪袭表
    D. 血燥生风
    E. 血虚生风

182. 下列阳虚证中,病情最重的是
    A. 肾阳虚
    B. 心阳虚
    C. 胃阳虚
    D. 脾阳虚
    E. 肺阳虚

183. "实"的病机变化最根本的方面是
    A. 邪气亢盛
    B. 脏腑功能亢盛
    C. 气血瘀滞明显
    D. 水液贮积过盛
    E. 痰浊壅滞过盛

184. 按十二经脉气血流注次序,手太阳小肠经的气血将流入
    A. 手少阴心经
    B. 手阳明大肠经
    C. 足阳明胃经
    D. 手厥阴心包经
    E. 足太阳膀胱经

185. 少阴经脉气血衰竭可出现
    A. 耳聋百节皆纵,目繫绝系
    B. 戴眼反折瘛疭,其色白,绝汗乃出
    C. 口目动作,善惊妄言,色黄,其上下经盛,不仁
    D. 面黑齿长而垢,腹胀闭,上下不通
    E. 腹胀闭不得息,善噫善呕

186. 《灵枢·经脉》所载"实则癫狂,虚则足不收,胫枯",说明病变在
    A. 足厥阴肝经
    B. 任脉
    C. 手少阴心经
    D. 足阳明胃经
    E. 足太阴脾经

187. 外感病的基本传变形式为

    A. 六经传变
    B. 三焦传变
    C. 卫气营血传变
    D. 表里传变
    E. 脏腑传变

188. "大实有羸状"是指
    A. 实中夹虚
    B. 由虚转实
    C. 虚中夹实
    D. 真实假虚
    E. 真虚假实

189. 瘀血痹阻心脉及心之阳气虚衰的表现不包括
    A. 心胸憋闷疼痛或暴痛
    B. 心悸怔忡或惊恐
    C. 心烦失眠多梦
    D. 脉伏不出
    E. 肢冷或汗出肢厥

190. "大实有羸状"的病机是
    A. 阴虚邪恋,余热不退
    B. 内生五邪兼正气不足
    C. 邪实正虚,正气无力祛除病邪
    D. 邪气侵袭,伤及营卫气血
    E. 实邪结聚于里,气血不能畅达于外

191. 阴阳不能相维系,可出现
    A. 阳胜则热,阴胜则寒
    B. 阴损及阳,阳损及阴
    C. 阴盛格阳,阳盛格阴
    D. 阳虚则寒,阴虚则热
    E. 阴虚则阳亢,阳虚则阴盛

192. 《临证指南医案》说"内风"产生之机理是
    A. 体内气机之逆乱
    B. 体内阳气之变动
    C. 体内筋脉之失养

D. 体内阴血之不足

E. 周身络脉之失濡

193. 人体发病的外在因素为

A. 气血失常

B. 阳偏盛

C. 正气不足

D. 阴偏盛

E. 邪气入侵

194. "大怒则形气绝,而血菀于上"的病机为

A. 肝气上逆

B. 血随气升

C. 火气上逆

D. 气机逆乱

E. 肺气上逆

195. 与未老先衰,头发枯萎、早脱、早白密切相关的病机是

A. 肝血不足

B. 肾精亏损

C. 肾气不固

D. 肺气虚衰

E. 脾虚不运

196. "火热内生"不包括

A. 阳气过盛化火

B. 邪郁化火

C. 阴虚火旺

D. 五志化火

E. 少火

197. 望诊的主要内容不包括

A. 望神

B. 望色

C. 望形态

D. 望腹腔穿刺液

E. 望二便

198. 以下属于得神表现的是

A. 神识清楚、思维敏捷、言语清晰、目光明亮灵活、精彩内含、面色荣润含蓄、表情自然、体态自如、动作灵活、反应灵敏

B. 精神不振、思维迟钝、不欲言语、目光呆滞、肢体倦怠、动作迟缓

C. 精神萎靡、神识朦胧、昏昏欲睡、声低气怯、应答迟缓、目暗睛迷、瞳神呆滞、面色晦暗暴露、表情淡漠呆板、体态异常

D. 久病、重病精气大衰之人,突然目显光彩、两颧泛红如妆,或数日不能进食,突然欲食等

E. 神志异常

199. 囟填指

A. 小儿囟门迟闭,骨缝不合

B. 囟门下陷

C. 囟门高突

D. 囟门平坦

E. 囟门脱发

200. 以下不属青紫舌主病的是

A. 热毒炽盛

B. 阴寒内盛

C. 心血瘀阻

D. 肝郁血瘀

E. 气血大亏

201. 以下不属薄白苔主病的是

A. 表证

B. 阳虚内寒证

C. 燥热伤津

D. 心肺火盛

E. 胃脘积热

202. 以下不属黑苔主病的是

A. 里证

B. 热证

C. 寒证

D. 热极津涸

E. 瘀血

203. 以下关于呕吐物主病的叙述错误的是
 A. 呕吐痰涎,其质清稀者,属于寒饮
 B. 呕吐物清稀而夹有食物,无酸臭味者,多为胃气虚寒
 C. 呕吐物色黄味苦,多属肝胆有热,胃失和降
 D. 呕吐物秽浊酸臭,多因胃热或食积所致
 E. 吐血鲜红或暗红,夹有食物残渣,多为内痈

204. 以下关于大便主病的叙述错误的是
 A. 大便稀溏如糜,色深黄而黏,多属肠中有湿热
 B. 便稀薄如水样,夹有不消化食物,多属寒湿
 C. 便如黏冻,夹有脓血,多为痢疾
 D. 先便后血,其色黑褐的是远血
 E. 先血后便,其色黑褐的是近血

205. 以下关于语言错乱主病的叙述错误的是
 A. 神识昏糊、胡言乱语、声高有力的,是谵语,常见于热扰心神的实证
 B. 神志不清、语言重复、时断时续、声音低弱的,是郑声,属于心气大伤,精神散乱的虚证
 C. 言语粗鲁、狂妄叫骂、失却理智控制的,为狂言,常见于狂证,是痰火扰心所致
 D. 喃喃自语、讲话无对象、见人便停止的,是独语,常见于癫证,多是心气虚,精不养神的表现
 E. 语言謇涩,多属瘀血

206. 以下关于呼吸主病的叙述错误的是
 A. 呼吸微弱,多是肺肾之气不足,属于内伤虚损
 B. 呼吸有力、声高气粗,多是热邪内盛,气

道不利,属于实热证
 C. 呼吸困难,短促急迫,甚则鼻翼扇动,或张口抬肩不能平卧的称为喘
 D. 呼吸微弱,气少不足以息的,称为少气,多因气虚所致
 E. 胸中郁闷不舒,发出长叹的声音,称为郑声

207. 以下关于寒热主病的叙述错误的是
 A. 疾病初起即有恶寒发热,多见于外感表证
 B. 外感风寒常表现为恶寒重发热轻
 C. 外感风热常表现为发热重恶寒轻
 D. 表证寒热的轻重,仅与病邪性质有关
 E. 表证寒热的轻重,与正气的盛衰有密切关系

208. 以下关于腹部的叙述错误的是
 A. 脐以上的腹部统称大腹,属脾胃及肝胆
 B. 脐周围称脐腹,属脾和小肠
 C. 脐以下为小腹,属膀胱、大小肠及胞宫
 D. 小腹两侧为少腹,是肝经所过之处
 E. 脐侧属肾

209. 以下关于疼痛的叙述错误的是
 A. 胀痛指痛有胀感,多由气滞引起
 B. 刺痛即疼痛如针刺状,特点是痛处固定而拒按
 C. 痛处有冷感,得温则痛缓为冷痛,常见于阴气偏盛的寒证
 D. 疼痛不剧烈却绵绵不休,称为重痛
 E. 疼痛剧烈如刀绞,称为绞痛

210. 以下关于口味异常的叙述错误的是
 A. 口中咸味,脾胃虚寒
 B. 口甜而腻,脾胃湿热
 C. 口中泛酸,肝胃蕴热
 D. 食积内停,口中酸馊
 E. 肝胆火旺等热证,多见口苦

211. 以下关于泄泻的描述错误的是
    A. 一般新病急泻者多实,久病缓泻者多虚
    B. 暴注下泄,便如黄糜,兼腹痛肛门灼热者,为伤食泄泻
    C. 脾虚不运,常于食后腹痛泄泻,兼面色萎黄而纳少
    D. 脾肾阳虚,多在黎明时腹痛泄泻,下利清谷,兼形寒肢冷、腰膝酸软,称为五更泻
    E. 泄泻与情志变化有关,每当情志不舒,则腹痛泄泻、泻后痛减的为气滞泄泻,乃肝郁脾虚之故

212. 以下关于小便的叙述错误的是
    A. 小便清长而尿量增多,常见于津伤证
    B. 小便次数增多,称小便频数
    C. 小便频数若兼尿少色黄而急迫者,属膀胱湿热;若兼小便清长,甚至入夜尿次增多者,为肾气不固或肾阳虚衰
    D. 小便不畅,点滴而出为"癃"
    E. 小便不通,点滴不出为"闭"

213. 以下哪种不是切脉的部位
    A. 遍诊法
    B. 二部诊法
    C. 三部诊法
    D. 寸口诊法
    E. 一指禅

214. 以下哪项不是寒证的特点
    A. 恶寒喜暖
    B. 肢冷蜷卧
    C. 分泌物及排泄物清稀
    D. 口渴喜冷饮
    E. 舌苔白滑

215. 除哪项外,为心血虚证的辨证依据
    A. 失眠多梦
    B. 健忘
    C. 血虚症状
    D. 心悸
    E. 心烦

216. 下列哪项不是肺气虚证的临床表现
    A. 咳喘无力
    B. 咳痰清稀
    C. 神疲乏力
    D. 口干咽燥
    E. 舌淡苔白,脉弱

217. 肝阴虚证与肝阳上亢证的区别是
    A. 头昏耳鸣
    B. 心烦
    C. 失眠
    D. 头目胀痛
    E. 脉细数

218. 胃阴虚证与胃热(火)证的区别为
    A. 胃脘灼痛
    B. 大便秘结
    C. 小便短少
    D. 脉数
    E. 舌红苔黄

219. 以下除哪项外是寒证的表现
    A. 面红
    B. 恶寒喜暖
    C. 肢冷蜷卧
    D. 分泌物及排泄物清稀
    E. 舌苔白滑

220. 以下哪项不是表证的特点
    A. 为外感病的初期阶段
    B. 起病急、病程短
    C. 恶寒发热并见
    D. 苔薄白、脉浮
    E. 尿黄

221. 以下哪项不是实证的特点
    A. 病程长
    B. 邪实而正气未虚
    C. 正邪剧争
    D. 起病急
    E. 病邪性质各异,临床表现复杂

222. 阳证少见哪种脉象
    A. 实
    B. 洪
    C. 数
    D. 浮
    E. 沉迟

223. 心气虚证与心阳虚证的区别在于
    A. 心悸或怔忡,动则尤甚
    B. 气短
    C. 心胸憋闷
    D. 脉结代
    E. 怕冷

224. 肺阴虚证痰的特点是
    A. 干咳无痰
    B. 痰清稀色白
    C. 痰稠色黄
    D. 痰夹泡沫
    E. 脓血腥臭痰

225. 下列哪项不是八纲的内容
    A. 阴阳
    B. 气血
    C. 表里
    D. 寒热
    E. 虚实

226. 下列哪项不属热证临床表现
    A. 恶热喜凉
    B. 渴喜冷饮
    C. 面色红
    D. 小便短赤
    E. 大便稀溏

227. 属心气虚证、心血虚证、心阴虚证、心脉痹阻证共见的症状是
    A. 心悸
    B. 失眠
    C. 心胸憋闷
    D. 舌淡苔白
    E. 脉结代

228. 下列哪项不属心火亢盛证的临床表现
    A. 心烦口渴
    B. 口舌生疮
    C. 吐血衄血
    D. 狂躁谵语
    E. 心悸怔忡

229. 下列不属于肺热炽盛证临床表现的是
    A. 发热口渴
    B. 咳嗽气喘
    C. 鼻翼翕动
    D. 痰黄稠量多
    E. 咽喉肿痛

230. 以下除哪项外是阳证的表现
    A. 清冷
    B. 急性的
    C. 兴奋
    D. 功能亢进
    E. 明亮的

231. 以下哪项不符合表证的临床特征
    A. 恶寒发热
    B. 头身疼痛
    C. 腹中冷痛
    D. 咽痛咳嗽
    E. 苔白脉浮

232. 以下最具表证特征的症状是
    A. 咳嗽气喘
    B. 头痛身痛
    C. 咽喉肿痛
    D. 恶寒发热
    E. 舌淡红苔薄白

233. 病人恶寒重发热轻,头身疼痛,无汗,脉浮紧,此为
    A. 表实热证
    B. 表实寒证
    C. 里实热证
    D. 里实寒证
    E. 表里实寒证

234. 适用于"从治"的是
    A. 寒者热之
    B. 实者泻之
    C. 热者寒之
    D. 虚者补之
    E. 热因热用

二、B型题（标准配伍题）

答题说明：
以下提供若干组考题,每组考题共用在考题前列出的 A、B、C、D、E 五个备选答案。请从中选择一个与问题关系最密切的答案。某个备选答案可能被选择一次、多次或不被选择。

(235~236题共用备选答案)
    A. 塞因塞用
    B. 通因通用
    C. 寒者热之
    D. 热者寒之
    E. 标本兼治

235. 妇女因血虚而致月经闭止,应采取的治则是

236. 湿热痢疾初期,出现腹痛,便脓血,里急后重,应采取的治则是

(237~238题共用备选答案)
    A. 扶正
    B. 祛邪
    C. 扶正祛邪
    D. 先扶正后祛邪
    E. 先祛邪后扶正

237. 邪实为主而正气未衰者,应采取的治则是

238. 正虚邪实而正虚为主者,应采取的治则是

(239~240题共用备选答案)
    A. 察外知内
    B. 同病异治
    C. 头痛医头,脚痛医脚
    D. 异病同治
    E. 辨病而治

239. 相同的病,出现了不同的证候,采取的治疗方法不同,其理论依据是

240. 不相同的病,出现了相同的证候,采取的治疗方法也相同,其理论依据是

(241~242题共用备选答案)
    A. 疾病
    B. 证候
    C. 症状
    D. 体征
    E. 体态

241. 概括病变全过程的是

242. 为疾病某一阶段病理概括的是

(243~244题共用备选答案)
    A. 疾病
    B. 证候
    C. 症状
    D. 体征
    E. 体态

243. 疾病过程中所表现的个别现象是

244. 中医学认识疾病和处理疾病时更加注重

的是

(245~246题共用备选答案)
A. 热者寒之
B. 寒者热之
C. 塞因塞用
D. 热因热用
E. 通因通用

245. 用消积导滞的方法治疗腹泻,属于
246. 用温热药治疗寒证的方法,属于

(247~248题共用备选答案)
A. 心
B. 肺
C. 脾
D. 肝
E. 肾

247. 被称为"阳中之阳"的脏是
248. 被称为"阴中之阳"的脏是

(249~250题共用备选答案)
A. 男女
B. 天地
C. 左右
D. 水火
E. 上下

249. 《内经》所谓"阴阳之征兆",是指
250. 《内经》所谓"阴阳之道路",是指

(251~252题共用备选答案)
A. 阳偏衰
B. 阴偏衰
C. 热盛伤阴
D. 阴寒偏盛
E. 阴阳互损

251. 面色㿠白,畏寒肢冷,喜静,小便清长,下利清谷,属于
252. 形寒,肢冷,舌淡,属于

(253~254题共用备选答案)
A. 实热证
B. 虚热证
C. 虚寒证
D. 真寒假热证
E. 阴阳双亏证

253. 阴阳互损形成
254. 阳热偏盛形成

(255~256题共用备选答案)
A. 阳病治阴
B. 阴中求阳
C. 热极生寒
D. 寒者热之
E. 热者寒之

255. 可以用阴阳互根说明的是
256. 可以用阴阳转化说明的是

(257~258题共用备选答案)
A. 寒甚生热
B. 阴阳相错,而变由生也
C. 阴在内,阳之守也
D. 阳胜则阴病
E. 重阴必阳,重阳必阴

257. 可以用阴阳互根说明的是
258. 可以用对立制约说明的是

(259~260题共用备选答案)
A. 实热证
B. 虚热证
C. 实寒证
D. 虚寒证
E. 寒热错杂

259. 阴偏胜引起的证候是
260. 阴偏衰引起的证候是

(261~262题共用备选答案)
A. 肺
B. 心

C. 肾
D. 肝
E. 脾
261. 面赤、口苦、脉数,病多在
262. 面青、喜食酸味、脉弦,病多在

(263~264题共用备选答案)
A. 水
B. 木
C. 土
D. 金
E. 火
263. 五行中具有种植和收获农作物作用的是
264. 寒凉、滋润、向下运行的事物归属于

(265~266题共用备选答案)
A. 木
B. 水
C. 金
D. 火
E. 土
265. 金的子行为
266. 火的母行为

(267~268题共用备选答案)
A. 相侮
B. 相乘
C. 子病犯母
D. 母病及子
E. 制化
267. 依据五行运行规律,"见肝之病,知肝传脾"所属的是
268. 依据五行运行规律,"水气凌心"所属的是

(269~270题共用备选答案)
A. 曲直
B. 稼穑
C. 炎上
D. 润下

E. 从革
269. 木的特性是
270. 水的特性是

(271~272题共用备选答案)
A. 握
B. 哕
C. 忧
D. 咳
E. 栗
271. 脾之变动为
272. 心之变动为

(273~274题共用备选答案)
A. 相生
B. 相克
C. 相乘
D. 相侮
E. 母子相及
273. 依据五行规律"土不足时,则木旺伤土"指的是
274. 依据五行规律"土有余时,则土壅木郁"指的是

(275~276题共用备选答案)
A. 肌肉
B. 筋
C. 脉
D. 骨
E. 皮肤
275. 肾在体合
276. 肝在体合

(277~278题共用备选答案)
A. 宗气
B. 元气
C. 卫气
D. 营气
E. 中气

277. 贯心脉行呼吸的气是
278. 通行三焦的气是

(279～280题共用备选答案)
 A. 气化作用
 B. 防御作用
 C. 固摄作用
 D. 营养作用
 E. 推动作用

279. 气能防止精、血、津液滑脱的作用称
280. 精、气、血、津液各自的新陈代谢及相互转化的作用称

(281～282题共用备选答案)
 A. 冲脉
 B. 任脉
 C. 督脉
 D. 带脉
 E. 阳维脉

281. 被称为"阴脉之海"的是
282. 具有约束纵行诸脉的经脉是

(283～284题共用备选答案)
 A. 肝经
 B. 肾经
 C. 脾经
 D. 肺经
 E. 心经

283. 连舌本、散舌下的经脉是
284. 其经脉上行与督脉会于头顶部的是

(285～286题共用备选答案)
 A. 冲脉、督脉
 B. 任脉、冲脉
 C. 阴维脉、阳维脉
 D. 阴跷脉、阳跷脉
 E. 阴跷脉、阴维脉

285. 眼睑开合失司,下肢运动不利。其病在
286. 流产失血导致月经不调,久不怀孕。其病在

(287～288题共用备选答案)
 A. 风邪
 B. 寒邪
 C. 暑邪
 D. 火邪
 E. 湿邪

287. 易伤阳气、阻遏气机的邪气是
288. 易伤阳气、凝滞收引的邪气是

(289～290题共用备选答案)
 A. 开泄
 B. 收引
 C. 上炎
 D. 黏滞
 E. 干涩

289. 寒邪的特性是
290. 湿邪的特性是

(291～292题共用备选答案)
 A. 风
 B. 寒
 C. 暑
 D. 火
 E. 燥

291. 易耗气伤津,又多夹湿的邪气是
292. 易伤津耗气,又易生风动血的邪气是

(293～294题共用备选答案)
 A. 正盛邪退
 B. 邪盛正虚
 C. 邪去正虚
 D. 邪正相持
 E. 正虚邪恋

293. 遗留某些后遗症的邪正盛衰变化是
294. 病势处于迁延状态的邪正盛衰变化是

(295～296题共用备选答案)
 A. 细脉
 B. 濡脉

C. 沉脉
D. 结脉
E. 迟脉

295. 应指细小如线,但起落明显的是
296. 浮而细软的是

(297~298题共用备选答案)
A. 实热证
B. 虚热证
C. 血瘀证
D. 戴阳证
E. 血虚证

297. 久病重病面色苍白,而颧颊部嫩红如妆,属
298. 病人满面通红者,属

(299~300题共用备选答案)
A. 脾胃气虚
B. 气血不足
C. 阴寒凝滞
D. 寒湿阻郁
E. 湿热熏蒸

299. 面目一身俱黄,黄而鲜明如橘子色的病因是
300. 面目一身俱黄,黄而晦暗如烟熏的病因是

(301~302题共用备选答案)
A. 热痰
B. 寒痰
C. 湿痰
D. 燥痰
E. 肺痈

301. 痰白滑量多,易咳出者,属
302. 痰白而清稀,或有灰黑点者,属

(303~304题共用备选答案)
A. 胃阳不足
B. 寒邪犯胃
C. 食滞胃肠

D. 热邪犯胃
E. 肝胆湿热

303. 呕吐物秽浊酸臭者,病因是
304. 呕吐物酸腐夹杂不化食物者,病因是

(305~306题共用备选答案)
A. 谵语
B. 郑声
C. 独语
D. 错语
E. 太息

305. 神识不清,语言重复,时断时续,语音低弱,为
306. 神识不清,语无伦次,声高有力,为

(307~308题共用备选答案)
A. 血腥味
B. 腐臭气
C. 尿臊气
D. 尸臭气
E. 烂苹果气

307. 肾衰病人的病室气味是
308. 消渴病病人的病室气味是

(309~310题共用备选答案)
A. 痰湿阻肺证
B. 热邪犯肺证
C. 肺气虚损证
D. 燥邪犯肺证
E. 阴虚肺燥证

309. 咳声不扬,痰稠色黄,不易咳出,属
310. 咳声轻清低微者,属

(311~312题共用备选答案)
A. 肝火犯肺证
B. 肝肾阴虚证
C. 心肝血虚证
D. 心肾不交证
E. 肺肾阴虚证

311. 以腰酸胁痛,眩晕耳鸣,遗精,低热颧红为主要表现的证候是

312. 以干咳少痰,腰酸,遗精,潮热盗汗为主要表现的证候是

(313~314题共用备选答案)

A. 因人制宜
B. 因时制宜
C. 因地制宜
D. 治病求本
E. 祛除邪气

313. 痰涎壅塞的治疗原则是

314. 里热极盛,反见四肢发凉,其治疗原则是

(315~316题共用备选答案)

A. 因人制宜
B. 因时制宜
C. 因地制宜
D. 审因论治
E. 标本兼治

315. 结合病人年龄、性别、体质确立治则的理论依据是

316. 结合不同季节气候特点确立治则的理论依据是

参 考 答 案

1. A	2. A	3. D	4. B	5. B	6. B	7. D	8. A	9. B	10. E
11. D	12. D	13. E	14. B	15. D	16. B	17. D	18. C	19. C	20. E
21. C	22. B	23. C	24. D	25. C	26. E	27. E	28. D	29. E	30. C
31. B	32. C	33. D	34. E	35. C	36. A	37. B	38. E	39. E	40. B
41. C	42. E	43. A	44. C	45. D	46. C	47. B	48. C	49. D	50. C
51. E	52. B	53. C	54. C	55. D	56. E	57. B	58. C	59. C	60. E
61. E	62. D	63. A	64. D	65. B	66. D	67. C	68. E	69. E	70. E
71. D	72. D	73. C	74. D	75. D	76. C	77. E	78. E	79. B	80. C
81. A	82. E	83. D	84. C	85. B	86. B	87. C	88. E	89. C	90. C
91. B	92. C	93. E	94. E	95. C	96. C	97. B	98. C	99. B	100. E
101. A	102. D	103. A	104. C	105. A	106. B	107. A	108. D	109. C	110. D
111. C	112. B	113. E	114. A	115. D	116. B	117. B	118. C	119. C	120. C
121. C	122. B	123. C	124. E	125. E	126. E	127. E	128. E	129. A	130. D
131. B	132. C	133. D	134. C	135. C	136. A	137. C	138. B	139. D	140. D
141. B	142. B	143. B	144. B	145. A	146. B	147. B	148. B	149. B	150. C
151. E	152. C	153. D	154. C	155. C	156. B	157. B	158. B	159. D	160. D
161. D	162. B	163. D	164. B	165. B	166. D	167. B	168. B	169. C	170. D
171. C	172. C	173. B	174. C	175. D	176. C	177. B	178. A	179. D	180. D
181. C	182. A	183. A	184. E	185. D	186. D	187. B	188. D	189. C	190. E
191. C	192. B	193. B	194. B	195. B	196. E	197. D	198. A	199. C	200. E
201. E	202. E	203. E	204. E	205. E	206. E	207. D	208. E	209. D	210. A
211. B	212. A	213. E	214. D	215. E	216. D	217. E	218. E	219. A	220. E
221. A	222. E	223. E	224. A	225. B	226. E	227. A	228. E	229. D	230. A

231. C	232. D	233. B	234. E	235. A	236. B	237. E	238. D	239. B	240. D
241. A	242. B	243. C	244. B	245. E	246. B	247. A	248. D	249. D	250. C
251. A	252. D	253. E	254. A	255. B	256. C	257. C	258. D	259. C	260. B
261. B	262. D	263. C	264. A	265. B	266. A	267. B	268. B	269. A	270. D
271. B	272. C	273. C	274. D	275. D	276. B	277. A	278. B	279. C	280. A
281. B	282. D	283. C	284. A	285. D	286. B	287. E	288. B	289. B	290. D
291. C	292. D	293. E	294. D	295. A	296. B	297. D	298. A	299. E	300. D
301. C	302. B	303. D	304. C	305. B	306. A	307. C	308. E	309. B	310. C
311. B	312. E	313. E	314. D	315. A	316. B				

药事管理学

一、A型题（单句型最佳选择题）

答题说明：

以下每一道考题下面有 A、B、C、D、E 五个备选答案。请从中选择一个最佳答案。

1. 药事管理的宗旨是
   A. 保证用药安全、有效、经济、合理、方便、及时
   B. 保证药品研究开发、制造、采购、营销、运输、服务、使用等
   C. 对药事活动实施必要的管理
   D. 保证用药安全、有效
   E. 维护宪法和法律

2. 负责拟订中医药和民族医药事业发展的战略、规划、政策和相关标准的是
   A. 药品监督管理部门
   B. 中医药管理部门
   C. 劳动与社会保障部门
   D. 市场监督管理部门
   E. 环境保护部门

3. 组织拟订养老、失业、工伤等社会保险及其补充保险基金管理和监督制度的是
   A. 药品监督管理部门
   B. 发展和改革宏观调控部门
   C. 人力资源与社会保障部门
   D. 市场监督管理部门
   E. 环境保护部门

4. 我国药事管理的主要内容有
   A. 只有微观药事管理
   B. 只有宏观药事管理
   C. 宏观和微观药事管理
   D. 药品管理
   E. 药品监督管理

5. 主要药事管理职能是为保证药品购进渠道的合法性和购进药品的质量，保证药品的储藏、运输过程中药品质量的稳定，保证药品销售、宣传、广告、推荐的合法性，依法管理药品购进、储藏、运输、销售、宣传、广告、推荐等药事活动的组织是
   A. 药品零售组织
   B. 药品使用组织
   C. 药品批发组织
   D. 药品招标代理组织
   E. 药品销售代理组织

6. 主要药事管理职能是为保证代理药品的合法性和代理药品的质量，保证药品在储藏、运输过程中药品质量的稳定，保证药品销售、宣传、广告、推荐的合法性，依法管理药品购进、储藏、运输、销售、宣传、广告、推荐等药事活动的组织是
   A. 药品零售组织
   B. 药品使用组织
   C. 药品批发组织
   D. 药品生产组织
   E. 药品销售代理组织

7. 主要药事管理职能是保证药品购进的合法性和质量,保证药品在储藏过程中药品质量的稳定性,保证售出药品的质量和药学服务的质量。主要向最终使用药品的患者提供药学服务的组织是
   A. 药品零售组织
   B. 药品使用组织
   C. 药品批发组织
   D. 药品生产组织
   E. 药品销售代理组织

8. 依法参与国家特殊管理的药品的管理,同时对触犯刑法的药事违法犯罪嫌疑人依法进行刑事调查并按司法程序予以处理的部门是
   A. 公安部门
   B. 发展与改革部门
   C. 劳动与社会保障部门
   D. 工商行政管理部门
   E. 环境保护部门

9. 关于药品监督管理部门的说法中,不正确的是
   A. 对药品、药事管理、执业药师进行必要的行政管理
   B. 包括国家药品监督管理局和各级地方药品监督管理部门
   C. 专门执行《中华人民共和国药品管理法》
   D. 确定国家基本药物品种目录
   E. 负责药品犯罪的侦查

10. 属于宏观药事管理的组织机构是
    A. 药品监督管理部门
    B. 药品研究开发组织
    C. 药品批发组织
    D. 药品生产组织
    E. 药品物流组织

11. 能够依法对国家储备药品、药品储备体系和药品价格进行必要行政管理的机构是
    A. 工商行政管理部门
    B. 发展与改革部门
    C. 物价部门
    D. 经济贸易部门
    E. 劳动和社会保障部门

12. 负责对定点零售药店进行行政管理的是
    A. 统筹地区卫生行政部门
    B. 统筹地区药品监督管理部门
    C. 统筹地区劳动和社会保障部门
    D. 省级药品监督部门
    E. 省级卫生行政部门

13. 下列属于行政法规的是
    A.《药品生产质量管理规范》
    B.《药品不良反应报告和监督管理办法》
    C.《药品经营质量管理规范》
    D.《执业药师注册管理暂行办法》
    E.《中华人民共和国药品管理法实施条例》

14. 申请药品注册的临床试验均需按照《药物临床试验质量管理规范》执行的是
    A. Ⅰ期临床试验
    B. Ⅱ期临床试验
    C. Ⅲ期临床试验
    D. Ⅳ期临床试验
    E. 各期临床试验

15. 药品标准制定时所选择的检验方法应遵循的原则不包括
    A. 经济
    B. 准确
    C. 简便
    D. 灵敏
    E. 快速

16. 下列对于国家药品标准论述错误的是

A. 国家对药品质量规格及检验方法做出的技术规定
B. 国家对药品的生产与经营规则做出的技术规定
C. 药品生产、经营、使用、检验和管理部门共同遵守
D. 属于法定标准
E. 药品卫生标准属于国家标准

17. 我国实行执业药师资格制度,其执业范围是
   A. 药品生产、经营领域
   B. 药品生产、使用领域
   C. 药品生产、经营、使用领域
   D. 药品生产、流通、使用领域
   E. 药品流通、经营、使用领域

18. 下列关于制定药品标准的原则论述错误的是
   A. 尽可能采用国外先进药典标准
   B. 有针对性地规定检测项目
   C. 检验方法要考虑到实际条件和反映新技术的应用与发展
   D. 标准中各种限度的规定应密切结合实际
   E. 充分体现"安全有效、慎重从严、结合国情、中西并重"的原则

19. 国家基本药物目录一般几年公布一次
   A. 1 年
   B. 2 年
   C. 3 年
   D. 4 年
   E. 5 年

20. 国家基本药物的品种数占现有品种的
   A. 10% ~ 15%
   B. 20% ~ 25%
   C. 30% ~ 35%
   D. 40% ~ 55%
   E. 50% ~ 65%

21. 国家基本医疗保险药品目录中乙类药品由国家制定,各省、自治区、直辖市可根据当地经济水平、医疗需要和用药习惯,适当进行调整,增加和减少的品种数之和不得超过国家制定的"乙类目录"药品总数的
   A. 5%
   B. 10%
   C. 15%
   D. 20%
   E. 25%

22. 执业药师注册有效期为
   A. 1 年
   B. 2 年
   C. 3 年
   D. 4 年
   E. 5 年

23. 国家基本医疗保险药品目录原则上几年调整一次
   A. 1 年
   B. 2 年
   C. 3 年
   D. 4 年
   E. 5 年

24. 下列属于传统药最根本特点的是
   A. 用传统医药观点和理论表述其特性
   B. 能被传统医学使用的药物
   C. 根据药物的性能组合在方剂中
   D. 在传统医药学理论的指导下应用
   E. 用合成、分离、提取、化学修饰、生物工程等方法制取的物质

25. 从国家目前临床应用的各类药物中,经科学评价而遴选出的在同类药品中具有代表性的药物是

A. 现代药
B. 传统药
C. 处方药
D. 非处方药
E. 国家基本药物

26. 承担全国药品不良反应监测的技术工作及其相关业务组织工作的是
    A. 药品认证管理中心
    B. 中国药品生物制品鉴定所
    C. 国家药品委员会
    D. 药品审评中心
    E. 药品评价中心

27. 在药品包装或说明书上印有"请仔细阅读药品使用说明书并按说明书使用或在药师指导下购买和使用"的是
    A. 现代药
    B. 传统药
    C. 处方药
    D. 非处方药
    E. 国家基本药物

28. 普通商业企业经过批准可以销售
    A. 现代药
    B. 传统药
    C. 处方药
    D. 甲类非处方药
    E. 乙类非处方药

29. 经过批准可以在大众媒介上进行广告宣传的是
    A. 现代药
    B. 传统药
    C. 处方药
    D. 国家基本药物
    E. 非处方药

30. 患者不可自行使用,必须由医师、医疗技术人员使用,社会药店可零售的处方药是
    A. 一类精神药品
    B. 麻醉药品
    C. 放射性药品
    D. 注射用的处方药
    E. 堕胎药

31. 下列哪种药品能纳入国家基本药物目录遴选范围
    A. 含有国家濒危野生动植物药材的
    B. 主要用于滋补保健作用,易滥用的
    C. 违背国家法律、法规,或不符合伦理要求的
    D. 因严重不良反应,国家药品监督管理部门明确规定暂停生产、销售或使用的
    E. 临床首选的药品

32. 非处方药的遴选原则是
    A. 安全有效、技术先进、经济合理
    B. 临床必需、安全有效、价格合理、使用方便、中西药并重
    C. 安全有效、慎重从严、结合国情、中西并重
    D. 应用安全、疗效确切、质量稳定、应用方便
    E. 积极稳妥、分步实施、注重实效、不断完善

33. 不能纳入基本医疗保险用药范围的药品为
    A. 化学药品
    B. 生物药
    C. 中成药
    D. 中药饮片
    E. 口服泡腾剂

34. 关于药学的共同任务说法正确的是
    A. 以药品质量为中心
    B. 以药品为物质对象
    C. 为人类健康实施全面的药学服务

D. 保证药品的供应
E. 为人民提供无副作用的药品

35. 下列对执业药师的论述错误的是
    A. 要经全国统一考试合格
    B. 取得执业药师资格证书
    C. 在注册的地区、范围、类别中执业
    D. 注册有效期为 5 年
    E. 在药品生产、经营、使用、管理、监督单位执业

36. 纳入基本医疗保险药品目录的药品应当是
    A. 临床必需、安全有效、价格合理、使用方便、市场能保证供应
    B. 临床必需、安全有效、价格合理、使用方便、中西药并重
    C. 安全有效、慎重从严、结合国情、中西并重
    D. 应用安全、疗效确切、质量稳定、应用方便
    E. 积极稳妥、分步实施、注重实效、不断完善

37. 下列可以列入非处方药范围的是
    A. 麻醉药品
    B. 精神药品
    C. 放射性药品
    D. 可自我诊断、自我药疗轻微病证的药品
    E. 医疗用毒性药品

38. 非处方药的标签和说明书必须经批准的部门是
    A. 各级药品监督管理部门
    B. 市级药品监督管理部门
    C. 国务院劳动保障部门
    D. 国家药品监督管理局
    E. 省级药品监督管理部门

39. 《城镇职工基本医疗保险用药范围管理暂行办法》规定，以下能够纳入基本医疗保险用药范围的药品是
    A. 各类药品中的果味制剂，口服泡腾剂
    B. 非抢救用血液制品、蛋白制品
    C. 主要起营养滋补作用的药品
    D. 临床必需、安全有效、价格合理、使用方便、市场能够保证供应的药品
    E. 用中药材和中药饮片泡制的各类酒制剂

40. 经营处方药、甲类非处方药的药品零售企业必须配有
    A. 经市县级药品监督管理部门考核合格的人员
    B. 从业药师或执业药师
    C. 执业药师或者其他依法经过资格认定的药学技术人员
    D. 执业药师
    E. 药学专业本科以上学历的人员

41. 国务院药品监督管理部门颁布的国家药品标准是
    A. 《中华人民共和国药典》
    B. 《国家基本用药目录》
    C. 《中华人民共和国药品管理法》实施条例
    D. 《中华人民共和国药品管理法》
    E. 《中华人民共和国药典》和药品标准

42. 药品最主要的特殊性是
    A. 社会公共性
    B. 缺乏需求价格弹性和消费者低选择性
    C. 需要迫切性
    D. 与人生命健康的相关性
    E. 质量标准严格和专业技术性强

43. 处方药与非处方药分类管理的依据是
    A. 药品的稳定性
    B. 药品的安全性
    C. 药品的有效性

D. 药品的可靠性
E. 药品的适应证

44. 我国目前实施执业药师资格制度的单位是
    A. 药品生产企业
    B. 药品使用单位
    C. 药品经营企业
    D. 药品科研单位
    E. 药品生产、经营、使用单位

45. 下列关于中药管理的法定要求中,不正确的是
    A. 国家保护野生药材资源,鼓励培育中药材
    B. 城乡集市、贸易市场不得出售中药材以外的药品
    C. 药品经营企业销售中药材,必须标明产地
    D. 新发现和从国外引种的药材,经国务院药品监督管理部门审核批准后,方可销售
    E. 中药饮片必须按照国家药品标准炮制,国家药品标准没有规定的,可自行炮制

46. 中药品种保护条例将受保护的中药品种分为
    A. 1级
    B. 2级
    C. 3级
    D. 4级
    E. 5级

47. 中药二级保护品种保护期限为
    A. 5年
    B. 7年
    C. 10年
    D. 20年
    E. 30年

48. 野生药材资源保护管理条例对野生药材资源的保护分为
    A. 一级管理
    B. 二级管理
    C. 三级管理
    D. 四级管理
    E. 五级管理

49. 国家重点保护野生药材物种目录中收载野生药材物种
    A. 37种
    B. 56种
    C. 67种
    D. 76种
    E. 95种

50. 国家重点保护野生药材物种目录中收载野生药材物种,其中包含中药材
    A. 23种
    B. 24种
    C. 42种
    D. 56种
    E. 65种

51. 下列不属于濒临灭绝状态的稀有珍贵野生药材物种的是
    A. 虎骨
    B. 马鹿茸
    C. 豹骨
    D. 羚羊角
    E. 梅花鹿茸

52. 二级保护野生药材物种名录中收载了
    A. 23种
    B. 24种
    C. 27种
    D. 32种
    E. 45种

53. 国家林业局、国家工商行政管理局要求生产、销售含下列哪种成分的中成药要实行中国野生动物经营利用管理专用标识制度
    A. 虎骨
    B. 豹骨
    C. 天然麝香
    D. 蟾酥
    E. 梅花鹿茸

54. 下列错误论述麻黄、甘草的管理规定的是
    A. 国家加强对甘草、麻黄的科学研究和技术开发
    B. 限制饮料、食品、烟草中使用
    C. 市场供应遵循"先国内后国外、先人工后野生、先药用后其他"的原则
    D. 鼓励投资建设甘草、麻黄围栏护育和人工种植基地
    E. 具有药品经营许可证的企业即可以从事甘草、麻黄收购、加工和销售活动

55. 进入中药材专业市场租用固定摊位经营中药材多少年以上的经营户，必须向中药材专业市场所在地药监部门申请取得药品经营许可证
    A. 1年
    B. 2年
    C. 3年
    D. 4年
    E. 5年

56. 可以在中药材市场交易的是
    A. 中成药
    B. 医疗器械
    C. 罂粟壳
    D. 中药饮片
    E. 中药材

57. 下列属于二级国家重点保护野生物种的是
    A. 刺五加
    B. 川贝母
    C. 蛤蚧
    D. 紫草
    E. 梅花鹿茸

58. 下列属于三级国家重点保护野生物种的是
    A. 马鹿茸
    B. 哈士蟆油
    C. 山茱萸
    D. 甘草
    E. 梅花鹿茸

59. 1994年~1997年国务院有关部门经整顿，验收批准了多少家中药材专业市场
    A. 5家
    B. 10家
    C. 15家
    D. 17家
    E. 19家

60. 属于二级保护野生植物药材物种的是
    A. 血竭
    B. 诃子
    C. 山茱萸
    D. 蔓荆子
    E. 胡黄连

61. 为推动中药产业现代化，加快传统中药走向世界，国务院药品监督管理部门制定发布
    A. GAP
    B. GCP
    C. GLP
    D. GMP
    E. GSP

62. 根据《野生药材资源保护管理条例》，国家对野生药材物种实行

A. 保护、狩猎相结合的原则
B. 限制出口的原则
C. 严禁采猎的原则
D. 严格管理的原则
E. 计划收购的原则

63. 国家对质量稳定,疗效确切的中药品种实行
    A. 特殊保护制度
    B. 优先研发制度
    C. 鼓励培养制度
    D. 放开发展制度
    E. 分级保护制度

64. 中药保护品种需要延长保护期限,应由生产企业在该品种保护期满前多长时间内,依照有关规定程序申报
    A. 1个月
    B. 8个月
    C. 6个月
    D. 4个月
    E. 1年

65. 下列不属于中药品种保护内容的是
    A. 提高产品质量
    B. 维护中药生产企业合法利益,制止不正当竞争
    C. 用行政手段保护中药知识产权
    D. 保障临床用药安全有效
    E. 有利于保持国际市场竞争

66.《麻醉药品和精神药品管理条例》适用于
    A. 麻醉药品和精神药品的实验研究、生产、经营、使用、储存、运输等活动及监督管理
    B. 麻醉药品药用原植物的种植,麻醉药品和精神药品的实验研究、生产、经营、使用等活动及监督管理
    C. 麻醉药品药用原植物的种植,麻醉药品和精神药品的生产、经营、使用、储存、运输等活动及监督管理
    D. 麻醉药品药用原植物的种植,麻醉药品的实验研究、生产、经营、使用、储存、运输等活动
    E. 麻醉药品药用原植物的种植,麻醉药品和精神药品的实验研究、生产、经营、使用、储存、运输等活动及监督管理

67. 下列关于麻醉药品和第一类精神药品的使用单位麻精药品储存的说法错误的是
    A. 麻醉药品和第一类精神药品的使用单位应当设立专库或者专柜储存麻醉药品和第一类精神药品
    B. 专柜应当使用保险柜
    C. 专库或专柜应当设有防盗设施并安装报警装置
    D. 专库或专柜应当与公安机关报警系统联网
    E. 专库或专柜应当实行双人双锁管理

68. 通过铁路运输麻醉药品和第一类精神药品的,应当
    A. 进行托运
    B. 使用集装箱或者铁路行李车运输
    C. 由专人负责押运
    D. 随其他货物一起运输
    E. 由武警负责押运

69. 依照《麻醉药品和精神药品管理条例》规定,有关麻醉药品和精神药品邮寄管理说法错误的是
    A. 省、自治区、直辖市邮政主管部门指定符合安全保障条件的邮政营业机构负责收寄麻醉药品和精神药品
    B. 邮寄麻醉药品和精神药品,寄件人应当向指定的邮政营业机构提交邮寄证明
    C. 邮寄证明由寄件人所在地市级药品监督管理部门出具

D.邮政营业机构应当查验、收存准予邮寄证明,没有准予邮寄证明的,邮政营业机构不得收寄

E.邮政营业机构收寄麻醉药品和精神药品,应当依法对收寄的麻醉药品和精神药品予以查验

B.印有省、市、自治区药品监督管理部门规定的标志

C.印有国务院卫生行政部门规定的标志

D.印有省、市、自治区卫生行政部门规定的标志

E.印有药品生产企业规定的标志

70.根据《麻醉药品和精神药品管理条例》,医院从药品批发企业购进第一类精神药品时

A.应由医院自行到药品批发企业提货

B.应由药品批发企业将药品送至医院

C.应由公安部门协助药品批发企业将药品送至医院

D.应由公安部门协助医院到药品批发企业提货

E.应由公安部门监督药品批发企业将药品送至医院

71.根据《麻醉药品和精神药品管理条例》,麻醉药品的承运人在运输过程中应当携带

A.运输证明

B.运输证明复印件

C.运输证明副本

D.运输证明副本复印件

E.准予运输证明

72.根据《麻醉药品和精神药品管理条例》,抢救患者急需第一类精神药品而本医疗机构无法提供时,可以

A.从其他医疗机构紧急借用

B.从定点生产企业紧急借用

C.请求药品监督管理部门紧急调用

D.请求卫生行政部门紧急调用

E.从定点药品批发企业紧急调用

73.根据《麻醉药品和精神药品管理条例》,麻醉药品和精神药品的标签应当

A.印有国务院药品监督管理部门规定的标志

74.科学研究、教学单位需要使用麻醉药品和精神药品开展实验、教学活动的,应当经

A.国务院卫生行政部门批准

B.国务院药品监督管理部门批准

C.所在地设区的市级药品监督管理部门批准

D.所在地省、自治区、直辖市人民政府卫生行政部门批准

E.所在地省、自治区、直辖市人民政府药品监督管理部门批准

75.定点生产企业、全国性批发企业和区域性批发企业之间跨省、自治区、直辖市运输第一类精神药品,收到信息的药品监督管理部门应当

A.向收货人所在地的同级药品监督管理部门通报

B.向收货人所在地的省级药品监督管理部门通报

C.向收货人所在地的市级药品监督管理部门通报

D.向收货人所在地的县级药品监督管理部门通报

E.向收货人所在地设区的市级药品监督管理部门通报

76.属于我国生产的第二类精神药品品种的是

A.γ-羟丁酸

B.咖啡因

C.丁丙诺啡

D.三唑仑

E.美沙酮

77. 根据《麻醉药品、第一类精神药品购用印鉴卡管理规定》,无须要办理《印鉴卡》变更手续的项目是
   A. 医疗机构法定代表人的变更
   B. 医疗管理部门负责人的变更
   C. 药剂科主任的变更
   D. 具有麻醉药品处方审核资格的药师的变更
   E. 麻醉药品采购人员的变更

78. 对于首次申请《麻醉药品、第一类精神药品购用印鉴卡》的医疗机构,市级卫生行政部门在做出是否批准决定前,还应当
   A. 检查医疗机构药库设施情况
   B. 检查医疗机构执业医师状况
   C. 考核医疗机构药学人员配备情况
   D. 考核医疗机构安全管理制度
   E. 组织现场检查,并留存现场检查记录

79. 市级卫生行政部门自收到医疗机构变更申请之日起5日内完成《麻醉药品、第一类精神药品购用印鉴卡》变更手续,并将
   A. 变更情况抄报所在地省级药品监督管理部门、公安机关
   B. 变更情况抄送所在地同级药品监督管理部门、公安机关
   C. 变更情况报省级药品监督管理部门备案
   D. 变更情况报国务院药品监督管理部门备案
   E. 变更情况报国务院卫生行政部门备案

80. 《医疗用毒性药品管理办法》规定,生产毒性药品必须严格执行生产工艺操作规程,在本单位药品检验人员的监督下准确投料,并
   A. 建立完整的生产记录,保存10年备查
   B. 建立完整的生产记录,保存8年备查
   C. 建立完整的生产记录,保存6年备查
   D. 建立完整的生产记录,保存5年备查
   E. 建立完整的生产记录,保存3年备查

81. 根据《药品经营质量管理规范》,药品零售企业无须分开存放的药品是
   A. 药品与非药品
   B. 内服药与外用药
   C. 处方药与非处方药
   D. 进口药与国产药
   E. 易串味的药品与一般药品

82. 根据《医疗用毒性药品管理办法》,执业医师开具处方中含有毒性中药川乌,执业药师调配处方时
   A. 每次处方剂量不得超过3日极量
   B. 应当给付川乌的炮制品
   C. 应当给付生川乌
   D. 应当拒绝调配
   E. 取药后处方保存1年备查

83. 根据《医疗用毒性药品管理办法》,下列叙述正确的是
   A. 采购的毒性中药材,包装材料上无须标上毒性药标志
   B. 生产含有毒性药材的中成药时,需在本单位药品检验员的监督下准确投料
   C. 科研和教学单位所需的毒性药品,凭本单位介绍信,在指定的供应部门购买
   D. 医疗单位供应和调配毒性药品每次处方剂量不得超过3日极量
   E. 擅自收购毒性药品,可处没收非法所得,并处以警告

84. 根据《医疗用毒性药品管理办法》,以下叙述正确的是
   A. 生产毒性药品及其制剂必须建立完整的生产记录,并保存3年备查
   B. 毒性药品处方一次有效,取药后处方保存3年备查
   C. 毒性药品的使用单位必须做到专柜加锁并由专人保管
   D. 毒性药品的生产计划由生产单位自行制

定

E.调配处方时对处方中注明"生用"的毒性中药,应当付炮制品

85.关于医疗用毒性药品供应和调配管理的论述,不正确的是

A.医疗单位供应和调配毒性药品,每次处方剂量不得超过3日极量

B.医疗单位供应和调配毒性药品需凭医师签名的正式处方

C.调配处方时,必须认真负责,计量准确,按医嘱注明要求

D.对处方未注明"生用"的毒性中药,应当付炮制品

E.处方一次有效,取药后处方保存2年备查

86.处方药、非处方药的生产销售、批发销售业务必须由具有

A.《药品生产许可证》的药品生产企业经营

B.《药品经营许可证》药品批发企业经营

C.《药品生产许可证》和《药品经营许可证》的药品生产企业、药品批发企业经营

D.《药品生产许可证》和《营业执照》的药品生产企业经营

E.《药品经营许可证》和《营业执照》药品批发企业经营

87.《处方药与非处方药流通管理暂行规定》规定,销售处方药和甲类非处方药的零售药店必须配备

A.药剂士

B.副主任药师

C.主管药师

D.主任药师

E.执业药师或药师以上药学技术人员

88.按照《处方药与非处方药流通管理暂行规定》,社会药店、医疗机构药房零售甲类非处方药的必要条件之一是配备

A.药士以上职称人员

B.执业药师

C.主管药师以上职称人员

D.用药咨询人员

E.专职采购人员

89.依照《处方药与非处方药流通管理暂行规定》,执业药师

A.可以帮助患者选购处方药

B.对处方可以擅自更改或代用

C.对有配伍禁忌的处方,可以自行更正后调配、销售

D.对有超剂量的处方,可以自行更正后调配、销售

E.应对患者选购非处方药提供用药指导或提出寻求医师治疗的建议

90.按照《处方药与非处方药流通管理暂行规定》,下列说法错误的是

A.《处方药与非处方药流通管理暂行规定》适用于中国境内的药品生产企业、药品批发企业、药品零售企业、医疗机构

B.药品生产企业将药品的警示语或忠告语醒目地印制在药品包装或药品使用说明书上;药品生产、批发企业不得以任何方式直接向患者推荐、销售处方药

C.药品零售企业必须从具有《药品经营许可证》和《药品生产许可证》的药品批发企业、药品生产企业采购,并保存采购记录

D.处方药与甲类非处方药的零售需要获得许可证,《药品经营企业许可证》和执业药师证书悬挂在醒目、易见的地方,执业药师应佩戴标明其姓名、技术职称等内容的胸卡

E.必须由执业药师或药师对医师处方进行

审核、签字后方可依据处方正确调配、销售药品,零售药店对处方必须留存1年以上备查

91. 根据《处方药与非处方药分类管理办法(试行)》,对药品分别按处方药与非处方药实行分类管理是根据
    A. 药品品种、规格、适应证、剂型及给药途径的不同
    B. 药品类别、规格、适应证、剂量及给药途径的不同
    C. 药品品种、规格、适应证、剂量及给药途径的不同
    D. 药品品种、包装、适应证、剂型及给药途径的不同
    E. 药品品种、包装、适应证、剂量及给药途径的不同

92. 经营乙类非处方药的普通商业企业必须
    A. 持有《药品经营许可证》
    B. 配备执业药师
    C. 配备从业药师
    D. 配备药学专业技术人员
    E. 经省级或其授权的药品监督管理部门批准

93. 根据《处方药与非处方药分类管理办法(试行)》,下列叙述正确的是
    A. 处方药需经批准方可在中央电视台进行广告宣传
    B. 非处方药无须批准即可直接在《中国医药报》上进行广告宣传
    C. 处方药只可在医疗机构使用
    D. 非处方药经批准可在《光明日报》上进行广告宣传
    E. 非处方药的标签和说明书需经省级药品监督管理部门批准

94. 根据《处方药与非处方药分类管理办法(试行)》,负责非处方药目录的筛选、审批、发布和调整工作的机构为
    A. 国务院卫生行政部门
    B. 国家药品监督管理部门
    C. 国家发展和改革宏观调控部门
    D. 省级药品监督管理部门
    E. 省级卫生行政部门

95. 药品分别按处方药与非处方药进行管理的依据是
    A. 药品品种、规格
    B. 药品适应证
    C. 药品剂量
    D. 药品给药途径
    E. 药品品种、规格、适应证、剂量及给药途径

96. 非处方药的标签和说明书必须经
    A. 国家经济贸易委员会批准
    B. 国家药品监督管理局的批准
    C. 国家技术监督局批准
    D. 国家劳动和社会保障部批准
    E. 国家审计署批准

97. 消费者对非处方药有
    A. 选购权
    B. 判断能力
    C. 识别能力
    D. 有权自主选购,并需要按非处方药标签和说明书所示内容使用
    E. 看懂非处方药说明书

98. 当前实施药品分类管理的特点是
    A. 关联面广
    B. 情况复杂,难度大
    C. 难度小,情况简单
    D. 具有开拓性
    E. 关联面广,情况复杂,难度大,具有开拓性

99. 在药品零售企业中,只能陈列代用品或空包装的是
   A. 特殊管理药品
   B. 危险品
   C. 医疗用毒性药品
   D. 麻醉药品
   E. 精神药品

100. 依照《药品经营质量管理规范》,不符合药品零售企业药品陈列要求的情形有
   A. 按药品的剂型或用途分类陈列
   B. 药品与非药品分开陈列,内服药与外用药分开陈列
   C. 处方药与非处方药分柜摆放
   D. 拆零药品集中存放于拆零专柜
   E. 麻醉药品、一类精神药品和毒性药品置专门的橱窗陈列

101. 药学专业技术人员对于不规范处方或不能判定其合法性的处方
   A. 应告知处方医师,请其确认或重新开具处方,并记录在处方调剂问题专用记录表上,经办药学专业技术人员应当签名,同时注明时间
   B. 应拒绝调剂,并及时告知处方医师,但不得擅自更改或者配发代用药品
   C. 应当在处方上签名
   D. 应当按有关规定报告
   E. 不得调剂

102. 发现药品存在重大质量问题时
   A. 应向工商局报告
   B. 应向当地药检所报检
   C. 应向当地药品监督管理部门报告
   D. 应向当地药品监督管理部门报告或送当地药检所检验
   E. 应向人民政府报告

103. 违反中药调剂配方操作规程的是
   A. 称取药物应按处方中所列药味顺序进行
   B. 饮片总量分帖应按称量减重法进行,做到准和匀,原则上不准估量分帖,更不准用手代称
   C. 处方中如有需要另行加工炮制的药物,要有专人处理
   D. 需要特殊处理的药物必须予以另包并注明
   E. 配方完毕,可自行检查核对,无差错则直接交付患者

104. 下列可不按新药申请程序申报的药品注册申请是
   A. 新药申请
   B. 已上市药品由普通片剂改为缓释片剂的申请
   C. 注射剂仿制药申请
   D. 已上市药品增加新的适应证的申请
   E. 生物制品仿制药申请

105. 药品生产企业必须对其生产的药品进行质量检验,其检验应当
   A. 批批检验
   B. 每两批检验
   C. 每三批检验
   D. 每日检验
   E. 每班次检验

106. 医疗机构购进药品,必须建立并执行进货检查验收制度,验明药品合格和其他标示,其中验明药品其他标示不包括
   A. 药品包装
   B. 药品说明书
   C. 药品外观质量
   D. 特殊管理药品的特殊标示
   E. 药品专利的标示

107. 基本的药品储存养护措施不包括

A. 冷藏

B. 防冻

C. 防潮

D. 防虫

E. 防辐射

108. 应当专库或专柜存放、双人双锁保管、专账记录的药品不包括

A. 一类精神药品

B. 二类精神药品

C. 麻醉药品

D. 医疗用毒性药品

E. 放射性药品

109. 医疗机构药品管理的基本原则不包括

A. 按需购药

B. 加速周转

C. 按价选购

D. 择优选购

E. 减少库存

110. 医疗机构对药品进出流通应有购进记录、按批号追踪的记录。记录保存的时间一般为

A. 1年

B. 2年

C. 3年

D. 4年

E. 5年

111. 医疗机构药事管理暂行规定指出，医院的药学部门建立的药学工作模式应当

A. 以药品合格为中心

B. 以保障药品供应为中心

C. 以增加医院药品收入为中心

D. 以医师为中心

E. 以病人为中心

112. 多少级以上的医疗机构应当成立药事管理委员会

A. 一级

B. 二级

C. 三级

D. 四级

E. 五级

113. 医院中监督、指导本医院科学管理药品和合理使用药品的是

A. 当地卫生行政管理部门

B. 专家委员会

C. 各专业科室

D. 药房

E. 药事管理委员会

114. 临床药师应当是

A. 具有药学专业本科以上学历，并按规定取得中级以上药学专业技术资格

B. 具有药学专业专科以上学历，并按规定取得中级以上药学专业技术资格

C. 具有药学专业本科以上学历，并按规定取得高级以上药学专业技术资格

D. 具有医学专业本科以上学历，并按规定取得中级以上药学专业技术资格

E. 具有理学专业本科以上学历，并按规定取得中级以上药学专业技术资格

115. 药品管理法立法的宗旨和核心目的是

A. 卫生资源的合理使用

B. 药品的合理布局

C. 药品监督机构的健全和科学管理

D. 维护人民身体健康和用药的合法权益

E. 维护医药工作者的合法权益

116. 处方管理办法适用的范围不包括

A. 开具处方的人员

B. 审核处方的人员

C. 调剂处方的人员

D. 保管处方的人员

E. 使用处方的患者

117. 处方管理办法适用的机构不包括
    A. 诊所
    B. 计划生育技术服务机构
    C. 健身中心
    D. 医务室
    E. 卫生保健所

118. 下列对处方的论述错误的是
    A. 由注册的执业医师和执业助理医师在诊疗活动中开具,由药学专业人员审核、调配、核对
    B. 由注册的执业医师和执业助理医师在诊疗活动中开具,由执业药师和执业助理药师审核、调配、核对
    C. 是药剂调配、发药的书面依据
    D. 是保证药品质量环节的关键保障措施
    E. 是医疗用药的医疗文书

119. 下列对医师处方权的论述错误的是
    A. 经注册的执业医师在执业地点取得相应的处方权
    B. 医师需在注册的医疗、预防、保健机构签名留样及专用签章备案后方可开具处方
    C. 试用期的医师开具处方,需经所在医疗、预防、保健机构的执业药师审核并签名或加盖专用章后方有效
    D. 经注册的执业助理医师开具的处方需经所在执业地点医师签字或加盖专用章后方有效
    E. 经注册的执业助理医师在乡、民族乡、镇的医疗及预防、保健机构执业,在注册的执业地点可取得相应的处方权

120. 处方应当
    A. 当日有效
    B. 2天有效
    C. 3天有效
    D. 4天有效
    E. 5天有效

121. 不在处方正文中书写的是
    A. 医师的签名
    B. 药品的名称
    C. 药品的规格
    D. 药品的数量
    E. 药品的用法用量

122. 麻醉药品处方的颜色是
    A. 白色
    B. 淡红色
    C. 淡黄色
    D. 淡绿色
    E. 淡蓝色

123. 急诊药品处方的颜色是
    A. 白色
    B. 淡红色
    C. 淡黄色
    D. 淡绿色
    E. 淡蓝色

124. 儿科药品处方的颜色是
    A. 白色
    B. 淡红色
    C. 淡黄色
    D. 淡绿色
    E. 淡蓝色

125. 关于每张处方的用药,下列说法正确的是
    A. 只限1名患者使用
    B. 病情一致的可以2名患者通用
    C. 普通用药可以多名患者通用
    D. 外用药可以多名患者通用
    E. 急诊患者由于急救需要,可以多名患者通用

126. 处方一律用规范的
    A. 中文
    B. 中文或英文
    C. 英文
    D. 缩写
    E. 代码

127. 关于处方药品名称的论述错误的是
    A. 处方中的药品名称不得使用简写或缩写
    B. 处方中的药品名称可采用通用名或商品名
    C. 处方中的药品名称以药典收载的为准
    D. 处方中的药品名称以药典委员会公布中国药品通用名称为准
    E. 处方中的药品名称以经国家批准的专利药品名为准

128. 处方用量一般不得超过
    A. 1 天
    B. 2 天
    C. 3 天
    D. 5 天
    E. 7 天

129. 获准进口满 5 年的,报告药品不良反应发生情况的时间是
    A. 每季度
    B. 每半年
    C. 每 2 年
    D. 每年
    E. 每 5 年

130. 药品质量监督管理的原则不包括
    A. 以社会效益为最高准则
    B. 质量第一的原则
    C. 法制化与科学化高度统一的原则
    D. 专业监督管理与群众性监督管理相结合的原则
    E. 保障药品安全、有效的原则

131. 下列关于药品的说法不正确的是
    A. 药品注册管理这种前置性管理制度对于保证公众用药安全及有效是必要的、不可或缺的,而"事后管理"模式不可能最大限度地保证公众用药安全、有效
    B. 药品包装、标签、说明书的内容是药品的重要组成部分
    C. 药品名称混乱会给处方、配方、使用造成许多困难,极易发生差错事故,甚至误导用药、欺骗消费者
    D. 化学药品名称一般包括通用名、商品名、汉语拼音名和中文名
    E. 一片药或一粒药的质量合格,不一定这种药品的质量就合格。药品内包材的化学特性、透光透气性等也会影响到药品的质量及其稳定性

132. 当事人对药品检验机构的检验结果有异议的,可以自收到药品检验结果起向原药品检验机构或者上一级药品监督管理部门设置或确定的药品检验机构申请复检的期限为
    A. 2 天
    B. 3 天
    C. 5 天
    D. 7 天
    E. 15 天

133. 药品监督管理部门对已确认发生严重不良反应的药品,可以采取停止生产、销售、使用的紧急控制措施,并应当在 5 日内组织鉴定,自鉴定结论作出进行行政处理的时限为
    A. 2 天
    B. 3 天
    C. 5 天
    D. 7 天

E. 15 天

134. 制定《药品不良反应报告和监测管理办法》的目的是
   A. 保证药品质量和安全性
   B. 加强上市药品的安全监管,规范药品不良反应报告和监测的管理,保障公众用药安全
   C. 保证药品临床试验过程中的质量和安全
   D. 加强药品研究开发监管,提高研发水平,保证药品安全
   E. 保证药品生产过程的质量和安全

135. 制定《药品不良反应报告和监测管理办法》的依据是
   A.《药品管理法》
   B.《处方管理办法》
   C.《处方药与非处方药流通管理暂行规定》
   D.《处方药与非处方药分类管理办法》
   E.《药品流通监督管理办法》

136. 国家实行药品不良反应报告制度,应按规定报告药品不良反应的单位是
   A. 药品生产企业、药品经营企业和医疗卫生机构
   B. 药品生产企业
   C. 药品经营企业
   D. 药品生产企业、药品经营企业
   E. 医疗卫生机构

137.《药品不良反应报告和监测管理办法》的适用范围是
   A. 中国境内的药品生产、经营企业和医疗卫生机构,药品不良反应监测专业机构,药品监督管理部门和其他有关主管部门
   B. 药品生产、经营企业和医疗卫生机构,药品不良反应监测专业机构,药品监督管理部门和其他有关主管部门
   C. 中国境内的药品生产、经营企业和医疗卫生机构,药品不良反应监测专业机构
   D. 中国境内的药品生产、经营企业和医疗卫生机构,药品不良反应监测专业机构,药品监督管理部门和其他有关主管部门
   E. 中国境内的药品生产、经营企业和医疗卫生机构,药品不良反应监测专业机构,药品监督管理行政和技术监督部门

138. 下列关于药品不良反应的说法错误的是
   A. 国家实行药品不良反应报告制度
   B. 药品生产企业、药品经营企业、医疗卫生机构应按规定报告所发现的药品不良反应
   C. 国家卫生健康委员会主管全国药品不良反应监测工作
   D. 国家鼓励有关单位和个人报告药品不良反应
   E. 制定《药品不良反应报告和监测管理办法》的目的是加强上市药品的安全监管,规范药品不良反应报告和监测的管理,保障公众用药安全

139. 对突发、群发、影响较大并造成严重后果的药品不良反应组织调查、确认和处理的部门是
   A. 国家药品监督管理局
   B. 省级药品监督管理局
   C. 国家药品不良反应监测中心
   D. 省级药品不良反应监测中心
   E. 国家卫生健康委员会

140. 定期通报药品不良反应监测情况的机构是
   A. 国家药品监督管理局
   B. 省级药品监督管理部门

C. 各级卫生行政部门
D. 国家药品不良反应监测中心
E. 省级药品不良反应监测中心

141. 省、自治区、直辖市药品不良反应监测中心的职责不包括
    A. 及时对药品不良反应报告进行核实
    B. 做出客观、科学、全面的分析
    C. 承办国家药品不良反应信息资料库和监测网络的建设及维护工作
    D. 提出关联性评价意见
    E. 将分析评价意见上报国家药品不良反应监测中心

142. 药品注册是指国家药品监督管理局根据药品注册申请人的申请,依照法定程序,对拟上市销售药品进行审查,并决定是否同意其申请的审批过程。其具体审查药品的
    A. 安全性、有效性和经济性
    B. 先进性、有效性和安全性
    C. 安全性、有效性、质量可控性
    D. 合理性、安全性和有效性
    E. 可行性和质量可控性

143. 药品注册过程中,药品监督管理部门应当对非临床研究、临床试验进行
    A. 飞行检查
    B. 现场核查、有因核查,以及批准上市前的生产现场检查
    C. 现场检查和药品抽查
    D. GMP 检查
    E. GLP 检查

144. 药物临床前研究应当执行有关管理规定,其中安全性评价研究必须执行
    A.《药物临床试验管理规范》
    B.《药物非临床研究质量管理规范》
    C.《药物生产质量管理规范》
    D.《药物临床研究质量管理规范》
    E.《药效学药动学研究质量管理规范》

145. 药物的临床试验(包括生物等效性试验),必须经过哪个部门批准
    A. 国家药品监督管理局
    B. 国家卫生健康委员会
    C. 国家卫生健康委员会和国家药品监督管理局
    D. 省级药品监督管理局
    E. 省级卫生主管部门

146. Ⅱ期临床试验是
    A. 初步的临床药理学及人体安全性评价试验
    B. 治疗作用初步评价阶段
    C. 治疗作用确证阶段
    D. 新药上市后应用研究阶段
    E. 为制定给药方案提供依据的阶段

147. 临床试验过程中发生严重不良事件的,研究者应当在多长时间内报告有关部门
    A. 8 小时内
    B. 12 小时内
    C. 24 小时内
    D. 48 小时内
    E. 72 小时内

148. 不属于特殊审批的新药申请是
    A. 未在国内获准上市的化学原料药及其制剂、生物制品
    B. 治疗尚无有效治疗手段的疾病的新药
    C. 治疗艾滋病、恶性肿瘤等疾病且具有明显临床治疗优势的新药
    D. 未在国内上市销售的从植物、动物、矿物等物质中提取的有效成分及其制剂、新发现的药材及其制剂
    E. 治疗罕见病等疾病且具有明显临床治疗优势的新药

149. 申请人完成药物临床试验后,应当填写《药品注册申请表》,向所在省、自治区、直辖市药品监督管理部门报送申请生产的申报资料,并同时向哪个部门报送制备标准品的原材料及有关标准物质的研究资料

   A. 国家药品监督管理局
   B. 国家药品监督管理局药品审评中心
   C. 国家药品监督管理局药品评价中心
   D. 省、自治区、直辖市药品监督管理部门
   E. 中国药品生物制品检定所

150. 关于新药证书的说法正确的是
   A. 由国家药品监督管理局药品审评中心发放
   B. 发放新药证书的同时,要发给药品批准文号
   C. 国家药品监督管理局依据综合意见作出审批决定,符合规定的,发给新药证书,申请人已持有《药品生产许可证》并具备生产条件的,同时发给药品批准文号
   D. 改变剂型但不改变给药途径,以及增加新适应证的注册申请获得批准后发给新药证书和药品批准文号
   E. 改变剂型但不改变给药途径,以及增加新适应证的注册申请获得批准后发给新药证书

151. 改变国内药品生产企业名称、改变国内生产药品的有效期、国内药品生产企业内部改变药品生产场地等的补充申请,由
   A. 国家药品监督管理局受理并审批
   B. 省、自治区、直辖市药品监督管理部门提出审核意见后,报送国家药品监督管理局审批
   C. 省、自治区、直辖市药品监督管理部门受理,报送国家药品监督管理局审批
   D. 省、自治区、直辖市药品监督管理部门受理并审批
   E. 省、自治区、直辖市药品监督管理部门形式审查,报国家药品监督管理局审批

152. 药品注册检验,包括
   A. 样品检验和临时抽检
   B. 样品检验和药品标准复核
   C. 样品检验和定期抽检
   D. 生产检验和药品标准复核
   E. 上市检验和药品标准复核

153. 药品批准文号的格式为
   A. 国药准字 H(Z、S、J)+4位年号+4位顺序号
   B. 国药准字 H(Z、S)+4位年号+4位顺序号
   C. H(Z、S)+4位年号+4位顺序号
   D. H(Z、S)C+4位年号+4位顺序号
   E. 国药证字 H(Z、S)+4位年号+4位顺序号

154. 依照《药品注册管理办法》规定,以下新药证书的格式错误的是
   A. 国药准字 H20060066
   B. 国药准字 22006066
   C. 国药准字 S20060066
   D. 国药准字 F20060066
   E. 国药准字 J20060066

155. 《药品注册管理办法》不适用于
   A. 药物临床试验申请
   B. 药品生产申请
   C. 药品进口申请
   D. 药品抽查性检验
   E. 药品注册监督管理

156. 药品经营企业的阴凉库温度为
   A. 3℃~8℃
   B. 2℃~10℃

C. 不高于15℃
D. 不高于20℃
E. 0℃~30℃

157. 购进首营品种,并经企业质量管理机构和企业主管领导的审核批准,填写
    A. 首次经营药品考核表
    B. 首营企业审批表
    C. 首次经营药品和企业审批表
    D. 首次经营药品生产审批表
    E. 首次经营药品审批表

158. 药品批发企业在药品储存和养护时,对近效期的药品应
    A. 按日填报效期报表
    B. 按月填报效期报表
    C. 按季度填报效期报表
    D. 按年度填报效期报表
    E. 按半年度填报效期报表

159. 药品库存养护中如发现质量问题
    A. 应悬挂明显标志和暂停发货,并尽快通知质量管理机构予以处理
    B. 应有明显标志
    C. 应进行抽样送检
    D. 应及时记录并建立色标管理
    E. 应及时向药品监督管理部门报告

160. 对药品养护时库房温、湿度的记录要求是
    A. 每天上午1次
    B. 每天上午2次
    C. 每天上、下午定时各1次
    D. 每天下午1次
    E. 每天下午定时各2次

161. 企业已售出的药品如发现质量问题,应
    A. 给予消费者赔偿
    B. 向有关管理部门报告,并及时追回药品和做好记录

C. 及时回收药品
D. 立即销毁药品
E. 在企业内部做出处理

162. 依照《药品经营质量管理规范实施细则》规定,下列有关药品零售说法正确的是
    A. 营业时间内,必须有执业药师在岗,并佩戴标明姓名、执业药师或其技术职称等内容的胸卡
    B. 销售药品时,应由执业药师或药师对处方进行审核并签字后,方可依据处方调配、销售药品
    C. 顾客没有处方可以购买处方药,但是执业药师或药师应对药品的购买和使用进行指导
    D. 药品可以采用开架自选的方式销售
    E. 药品可以采用有奖销售、附赠药品或礼品等方式销售

163. 根据《药品经营质量管理规范》,不符合药品批发企业进货管理要求的是
    A. 签订进货合同应明确质量条款
    B. 购进药品应有合法票据
    C. 建立购进记录,做到票、账、货相符
    D. 按规定保存购货记录
    E. 每2年应对进货情况进行质量评审

164. 根据《中医药条例》规定,全国中医药管理工作的主管部门是
    A. 国家中医药管理局
    B. 国家卫生健康委员会
    C. 中医药协会
    D. 药学会
    E. 国家药典委员会

165. 为防止重大中医药资源流失,重大中医药科研成果的推广、转让、对外交流及中外合作研究中医药技术,应当经
    A. 省级以上人民政府负责中医药管理的

部门批准

B. 市级卫生部门批准

C. 市级人民政府负责中医药管理的部门批准

D. 省级以上卫生部门批准

E. 地方政府批准

166. 国务院颁布施行的第一部专门的中医药管理的行政法规是

A. 药品管理法

B. 中医药条例

C. 中药保护条例

D. 野生药材保护条例

E. 处方管理办法

167. 中医药专家学术经验和技术专长继承工作的继承人应当具备的条件不包括

A. 从事专业工作20年以上

B. 具有大学本科以上学历

C. 具有良好的职业道德

D. 受聘于医疗卫生机构或者医学教育、科研机构从事中医药工作

E. 担任中级以上专业技术职务

168. 重大中医药科研成果的推广、转让、对外交流，中外合作研究中医药技术，应当获得批准的部门是

A. 县级以上人民政府负责中医药管理的部门

B. 区级以上人民政府负责中医药管理的部门

C. 省级以上人民政府负责中医药管理的部门

D. 国家级中医药管理部门

E. 国家知识产权局

169. 下列对于中医从业人员的要求论述错误的是

A. 应当按照有关卫生管理的法律、行政法规、部门规章的规定通过资格考试，并经注册取得执业证书后，方可从事中医服务活动

B. 对于以师承方式学习中医学的人员及确有专长的人员，应当按照有关规定通过资格考试，并经注册取得执业证书后，方可从事中医服务活动

C. 对于以师承方式学习中医学的人员及确有专长的人员，可以不进行资格考试，直接注册取得执业证书后，从事中医服务活动

D. 应当遵守相应的中医诊断治疗原则、医疗技术标准和技术操作规范

E. 全科医师和乡村医生应当具备中医药基本知识及运用中医诊疗知识、技术，处理常见病和多发病的基本技能

170. 发展中医药事业的方针是

A. 中西医并重

B. 促进民族医药发展

C. 加强对外合作

D. 加强中医药资源管理

E. 加强中医药资源的保护

171. 中医药教育机构临床基地标准的制定部门为

A. 国务院卫生行政部门

B. 国务院卫生行政部门会同国务院教育行政部门

C. 国务院教育行政部门

D. 国家药品监督管理局

E. 国家卫生和计划生育委员会

172.《中药品种保护条例》属于

A. 法律

B. 行政法规

C. 地方性法规

D. 行业规范

E. 部门规章

二、B 型题（标准配伍题）

答题说明：

以下提供若干组考题，每组考题共用在考题前列出的 A、B、C、D、E 五个备选答案。请从中选择一个与问题关系最密切的答案。某个备选答案可能被选择一次、多次或不被选择。

（173～174 题共用备选答案）
A. 药品监督管理部门的职能
B. 公安部门的职能
C. 国防科工委、环境保护部门的职能
D. 劳动与社会保障部门的职能
E. 工商行政管理部门的职能

173. 对定点零售药店、基本医疗保险用药品种等进行必要的行政管理是
174. 对药品、药事组织、执业药师进行必要的行政管理是

（175～176 题共用备选答案）
A. 1 年
B. 2 年
C. 3 年
D. 4 年
E. 5 年

175. 麻醉药品专用账册的保存期限应当自药品有效期期满之日起不少于
176. 第一类精神药品专用账册的保存期限应当自药品有效期期满之日起不少于

（177～178 题共用备选答案）
A. 药品监督管理部门
B. 发展与改革部门
C. 劳动与社会保障部门
D. 市场监督管理部门
E. 环境保护部门

177. 负责药品广告监督查处的部门是
178. 对医疗保险用药品种、给付标准、定点零售药店进行必要的行政管理的部门是

（179～180 题共用备选答案）
A. 药品监督管理部门
B. 发展与改革部门
C. 劳动与社会保障部门
D. 工商行政管理部门
E. 环境保护部门

179. 依法对国家储备药品、药品储备体系和药品价格进行必要行政管理的部门是
180. 依法参与放射性药品行政管理的部门是

（181～182 题共用备选答案）
A. 国家药品监督管理局
B. 中医药管理部门
C. 中国生物制品检定所
D. 卫生行政部门
E. 劳动与社会保障部门

181. 负责提供国家药品标准品的是
182. 参与国家重大中医药项目的规划和组织实施的是

（183～184 题共用备选答案）
A. 可以在大众传播媒介进行广告宣传
B. 如在大众媒体进行广告宣传，一经发现，行政管理部门可停止广告发布，并处以罚款
C. 不得进行任何形式的广告宣传
D. 只能在专业期刊进行广告宣传
E. 只准在大众传播媒介进行广告宣传

183. 非处方药
184. 特殊管理药品

（185～186 题共用备选答案）
A.《中华人民共和国药典》
B. 药品卫生标准
C. 中药饮片炮制规范
D. 中药材种植规范
E. 部颁标准

185. 由国家药典委员会每5年修订一次的是
186. 由省级药品监督管理部门制定的是

(187~188题共用备选答案)
A. 新药
B. 已有国家标准的药品
C. 国家基本药物
D. 处方药
E. 非处方药

187. 未曾在中国境内上市销售的药品为
188. 国家已批准正式生产,并载入国家药品标准的品种为

(189~190题共用备选答案)
A. 新药
B. 已有国家标准的药品
C. 国家基本药物
D. 处方药
E. 非处方药

189. 从国家目前临床应用的各类药物中,经科学评价而遴选出的在同类药品中具有代表性的药物为
190. 必须凭执业医师或执业助理医师的处方才可购买、调配和使用的药品为

(191~192题共用备选答案)
A. 现代药
B. 传统药
C. 城镇职工基本医疗保险药品
D. 处方药
E. 非处方药

191. 从国家基本药物中遴选,并分为甲乙两类的药品为
192. 具有专有标识图案的药品为

(193~194题共用备选答案)
A. 一类精神药品
B. 麻醉药品
C. 堕胎药
D. 注射药品
E. 口服抗生素

193. 患者不可自行用药,必须由医师、医疗技术人员使用,社会药店可零售的处方药为
194. 患者可按处方和医嘱自行用药,社会药店可零售的处方药为

(195~196题共用备选答案)
A. 国家基本药物目录
B. 中国药典目录
C. 部颁标准目录
D. 地方标准目录
E. 国家基本医疗保险药品目录

195. 国家为保障职工基本医疗用药,合理控制药品费用而制定的目录是
196. 按"防治必需、安全有效、价格合理、使用方便、中西药并重"原则遴选的药品目录是

(197~198题共用备选答案)
A. 积极稳妥、分步实施、注重实效、不断完善
B. 安全有效、慎重从严、结合国情、中西并重
C. 应用安全、疗效确切、质量稳定、应用方便
D. 临床必需、安全有效、价格合理、使用方便、中西药并重
E. 临床必需、安全有效、价格合理、使用方便、市场能保证供应

197. 遴选非处方药的指导思想是
198. 遴选非处方药的原则是

(199~200题共用备选答案)
A. 不能纳入药品目录
B. 列不予支付药品范围
C. 可以纳入"乙类药品目录"
D. 可以纳入"甲类药品目录"
E. 列准予支付药品范围

199. 临床治疗必需,使用广泛,疗效好,同类药品中价格低的药品
200. 主要起滋补营养作用的药品

(201~202题共用备选答案)
　　A. 是指药品监督管理部门对药品研制、生产、经营、使用单位实施相应质量、管理规范进行检查、评价并决定是否发给相应认证证书的过程
　　B. 是指药品批发和药品零售
　　C. 是指将购进的药品直接销售给消费者的药品经营企业
　　D. 是指将购进的药品销售给药品生产企业、药品经营企业、医疗机构的药品经营企业
　　E. 是指经药品监督管理部门核准经营药品的品种类别
201. 药品批发企业
202. 药品零售企业

(203~204题共用备选答案)
　　A. 执业药师的责任
　　B. 执业药师的权力
　　C. 执业药师的权利
　　D. 执业药师的义务
　　E. 执业药师的执业行为规范
203. 开展用药调查及药品利用评价是
204. 应对由其调配的药品及其他职责范围内的关键药学技术业务负责是

(205~206题共用备选答案)
　　A. 由指定的经营单位凭盖有医疗单位公章的医生处方配方使用或限量零售
　　B. 仅供医疗单位在医生指导下使用
　　C. 可在新特药店销售
　　D. 可在百货店、超市销售
　　E. 只能在零售药店销售
205. 第二类精神药品
206. 第一类精神药品

(207~208题共用备选答案)
　　A. 药品使用机构
　　B. 药品批发企业
　　C. 药品零售企业
　　D. 药品生产企业
　　E. 药品研发组织
207. 经营处方药、甲类非处方药应当配备执业药师或者其他依法经过资格认定的药学技术人员,负责审核处方、药品调配和提供用药指导的是
208. 其采购、仓储、运输、批发销售行为对所经营药品质量有直接的影响的是

(209~210题共用备选答案)
　　A. GSP
　　B. GLP
　　C. GMP
　　D. GCP
　　E. GPP
209. 药品生产企业必须遵守
210. 药品研究与开发组织必须遵守

(211~212题共用备选答案)
　　A. 购销记录
　　B. 购进记录
　　C. 零售业务
　　D. 及时报告
　　E. 批发业务
211. 医疗机构采购药品,必须建有真实、完整的
212. 未经批准,药品批发企业不得从事药品的

(213~214题共用备选答案)
　　A. 药品生产企业市场准入条件之一
　　B. 药品生产企业行为规则之一
　　C. 药品批发企业行为规则之一
　　D. 药品使用单位的市场准入程序
　　E. 药品零售企业市场准入程序
213. 必须经市县级药品监督管理部门批准发

给《药品经营许可证》,并到工商行政管理部门办理注册登记的是
214. 必须按照 GMP 组织生产是

(215~216 题共用备选答案)
A. 所在地省级药品监督管理部门
B. 所在地设区的市级药品监督管理部门
C. 所在地县级药品监督管理部门
D. 所在地设区的市级卫生主管部门
E. 所在地县级卫生主管部门

215. 麻醉药品和精神药品的生产、经营企业对过期、损坏的麻醉药品和精神药品进行销毁,应当向哪个部门申请
216. 医疗机构对存放在本单位过期、损坏的麻醉药品和精神药品进行销毁,应当向哪个部门申请

(217~218 题共用备选答案)
A. 县级药品监督管理部门
B. 设区的市级药品监督管理部门
C. 省、自治区、直辖市人民政府药品监督管理部门
D. 省、自治区、直辖市人民政府卫生行政部门
E. 国务院药品监督管理部门《麻醉药品和精神药品管理条例》规定

217. 出具麻醉药品和精神药品准予邮寄的证明的部门是
218. 申领托运或者自行运输麻醉药品和第一类精神药品运输证明的部门是

(219~220 题共用备选答案)
A. γ-羟丁酸
B. 西地那非
C. 麦角酸
D. 吗啡阿托品注射液
E. 艾司唑仑

根据国家食品药品监督管理局、公安部、国家卫生和计划生育委员会联合发布的麻醉药品和精神药品品种目录
219. 属于麻醉药品的是
220. 属于第一类精神药品的是

(221~222 题共用备选答案)
A. 2033 种
B. 205 种
C. 102 种
D. 1260 种
E. 773 种

221. 2009 年公布的《国家基本药品目录》(基层医疗机构用)化学药品共有多少种
222. 2009 年公布的《国家基本药品目录》(基层医疗机构用)中成药共有多少种

(223~224 题共用备选答案)
A. 淡红色
B. 淡蓝色
C. 淡黄色
D. 淡绿色
E. 白色

223. 第一类精神药品处方的颜色为
224. 第二类精神药品处方的颜色为

(225~226 题共用备选答案)
A. 应告知处方医师,请其确认或重新开具处方,并记录在处方调剂问题专用记录表上,经办药学专业技术人员应当签名,同时注明时间
B. 应当按有关规定报告
C. 应拒绝调剂,并及时告知处方医师,但不得擅自更改或者配发代用药品
D. 应当在处方上签名
E. 不得调剂

225. 药学专业技术人员在完成处方调剂后
226. 药学专业技术人员经处方审核后,认为存在用药安全问题时

(227~228题共用备选答案)
A. 处方前记
B. 处方后记
C. 处方正文
D. 处方抬头
E. 处方签名

227. 药品名称、规格、数量、用法用量属于
228. 医疗机构名称、患者姓名、性别、年龄、身份证明编号、开具日期等属于

(229~230题共用备选答案)
A. 进货检查验收制度
B. 经济核算制度
C. 药品试用制度
D. 药品审批制度
E. 专家论证制度

229. 医疗机构购进药品时,需建立并执行
230. 按照药品管理法的规定,研究的新药实行

(231~232题共用备选答案)
A. 分类储藏药品
B. 验明药品合格证明和其他标示
C. 核算药品价格
D. 必要的冷藏、防冻、防潮、防虫、防鼠等措施
E. 建立并执行保管制度

231. 医疗机构购进药品应进行检查验收,其中最基本的是要
232. 基本的药品储存养护措施是

(233~234题共用备选答案)
A. 发药
B. 核对处方
C. 配方
D. 收方
E. 审查处方

233. 详细交代服药方法、注意事项的调剂过程是
234. 检查附带药品是否齐全,药品包装是否坚固的过程是

(235~236题共用备选答案)
A. 发药
B. 核对处方
C. 配方
D. 收方
E. 审查处方

235. 将质地坚硬的药物捣碎的过程是
236. 检查配好的药味是否与处方相符,有无错配、漏配的过程是

(237~238题共用备选答案)
A. 1年
B. 2年
C. 3年
D. 4年
E. 5年

237. 按处方管理规定,普通处方保存
238. 按处方管理规定,急诊处方保存

(239~240题共用备选答案)
A. 每月
B. 每2个月
C. 每季度
D. 每半年
E. 每年

239. 药品生产、经营企业和医疗机构必须指定专(兼)职人员负责本单位的药品不良反应报告和监测工作,向所在地省级药品不良反应监测中心报告的时限为
240. 进口药品首次获准进口之日起5年以内对其不良反应汇总报告一次的时限为

(241~242题共用备选答案)
A. 国家药品监督管理局
B. 省级药品监督管理局
C. 国家级或省级药品监督管理部门
D. 国家药品不良反应监测中心

E. 省级药品不良反应监测中心

241. 定期向哪个部门通报国家药品不良反应报告和监测情况

242. 应及时对药品不良反应报告进行核实、分析,提出关联性评价意见,并将分析评价意见上报

(243～244题共用备选答案)

A. 每季度集中向所在地的省、自治区、直辖市药品不良反应监测中心报告

B. 15日内报告

C. 1个月内报告

D. 及时报告

E. 立即向所在地的省、自治区、直辖市药品监督管理局及卫生管理部门和药品不良反应监测中心报告

243. 药品生产、经营企业和医疗卫生机构发现可能与用药有关的普通不良反应

244. 药品生产、经营企业和医疗卫生机构发现新的或严重的药品不良反应应于发现之日起

(245～246题共用备选答案)

A. 在首次药品批准证明文件有效期届满当年汇总报告一次,以后每5年汇总报告一次

B. 除报告普通不良反应和特殊不良反应外,还应以《药品不良反应/事件定期汇总表》的形式进行年度汇总后,向所在地的省、自治区、直辖市药品不良反应监测中心报告

C. 每年汇总报告一次

D. 每3年汇总报告一次

E. 每5年汇总报告一次

245. 新药监测期内的药品

246. 新药监测期已满的药品

(247～248题共用备选答案)

A. 应一级召回

B. 应二级召回

C. 应三级召回

D. 应药品召回

E. 为安全隐患

247. 使用该药品可能引起暂时的或者可逆的健康危害的

248. 使用该药品可能引起严重健康危害的

(249～250题共用备选答案)

A. Ⅰ期临床试验

B. Ⅱ期临床试验

C. Ⅲ期临床试验

D. Ⅳ期临床试验

E. 依照《药品注册管理办法》的生物等效性试验

249. 药物治疗作用初步评价阶段是

250. 药物治疗作用确证阶段是

(251～252题共用备选答案)

A. 静脉用药

B. 麻醉药品

C. 精神药品

D. 医药用毒性药品

E. 放射性药品

251. 连续使用后易产生身体依赖、能成瘾癖的药品是

252. 直接作用于中枢神经系统,使之兴奋或抑制,连续使用能产生依赖性的药品是

(253～254题共用备选答案)

A. 静脉用药

B. 麻醉药品

C. 精神药品

D. 医药用毒性药品

E. 放射性药品

253. 碘化钠属于

254. 红粉属于

(255~256题共用备选答案)
A. 一类精神药品
B. 外科用药品
C. 二类精神药品
D. 医药用毒性药品
E. 放射性药品

255. 医疗机构需要经所在地市级卫生主管部门批准并取得购用印鉴卡,方可使用的药品是
256. 医师处方只允许开制剂,不得开原料药,且每张处方极量不得超过2日的是

(257~258题共用备选答案)
A. 外用药品
B. 儿科用药
C. 非处方药
D. 医疗用毒性药品
E. 精神药品

257. 不需要在药品的标签上印规定标志的药物为
258. 分一类和二类管理的是

参 考 答 案

1. A	2. B	3. C	4. C	5. C	6. E	7. A	8. A	9. E	10. A
11. B	12. C	13. E	14. E	15. A	16. B	17. C	18. E	19. B	20. D
21. C	22. E	23. B	24. D	25. E	26. E	27. D	28. E	29. C	30. D
31. E	32. D	33. E	34. B	35. E	36. A	37. D	38. D	39. D	40. C
41. E	42. D	43. B	44. E	45. C	46. D	47. D	48. C	49. D	50. C
51. B	52. C	53. C	54. E	55. A	56. E	57. C	58. C	59. D	60. A
61. A	62. A	63. E	64. C	65. E	66. E	67. D	68. B	69. C	70. B
71. C	72. A	73. A	74. E	75. A	76. B	77. D	78. E	79. B	80. D
81. D	82. B	83. B	84. C	85. A	86. C	87. E	88. B	89. E	90. E
91. C	92. E	93. D	94. B	95. E	96. B	97. D	98. E	99. B	100. E
101. E	102. D	103. E	104. C	105. A	106. E	107. E	108. B	109. C	110. C
111. E	112. B	113. E	114. A	115. D	116. B	117. E	118. E	119. D	120. A
121. A	122. B	123. C	124. D	125. D	126. B	127. A	128. E	129. E	130. E
131. D	132. C	133. C	134. C	135. C	136. A	137. D	138. C	139. A	140. A
141. C	142. C	143. B	144. C	145. C	146. B	147. C	148. A	149. E	150. C
151. D	152. C	153. A	154. E	155. D	156. D	157. C	158. C	159. A	160. C
161. B	162. B	163. E	164. A	165. A	166. B	167. D	168. C	169. C	170. A
171. A	172. B	173. D	174. A	175. E	176. E	177. D	178. C	179. B	180. E
181. C	182. B	183. A	184. C	185. C	186. C	187. A	188. B	189. C	190. D
191. C	192. D	193. D	194. E	195. E	196. A	197. B	198. C	199. D	200. A
201. D	202. C	203. B	204. E	205. D	206. B	207. C	208. B	209. C	210. B
211. B	212. C	213. E	214. B	215. C	216. E	217. C	218. C	219. D	220. A

221. B	222. C	223. A	224. E	225. D	226. A	227. C	228. A	229. A	230. D
231. B	232. D	233. A	234. A	235. C	236. B	237. A	238. A	239. C	240. E
241. A	242. E	243. A	244. B	245. C	246. A	247. B	248. A	249. B	250. C
251. B	252. C	253. E	254. D	255. A	256. D	257. B	258. E		

中药炮制学

一、A 型题（单句型最佳选择题）

答题说明：

以下每一道考题下面有 A、B、C、D、E 五个备选答案。请从中选择一个最佳答案。

1. 全草类和形态细长,内含成分易于煎出的药材适宜切制成
   A. 薄片
   B. 厚片
   C. 斜片
   D. 丝
   E. 段

2. 木通宜切制成
   A. 极薄片
   B. 薄片
   C. 厚片
   D. 斜片
   E. 顺片

3. 柳叶片(斜片)的厚度为
   A. 1～2mm
   B. 2～4mm
   C. 3～5mm
   D. 4～6mm
   E. 1mm 以下

4. 炮制须挖去毛的药材是
   A. 香附
   B. 石韦
   C. 鹿茸
   D. 金樱子
   E. 枇杷叶

5. 药材表面附着盐分,需水漂除去的中药是
   A. 车前子
   B. 昆布
   C. 半夏
   D. 天南星
   E. 紫苏

6. 须去木心的药物是
   A. 柴胡
   B. 远志
   C. 莲子
   D. 麻黄
   E. 党参

7. 泻下作用缓和而不伤气,逐瘀而不败正的大黄炮制品是
   A. 生品大黄
   B. 酒炙大黄
   C. 熟大黄
   D. 醋炙大黄
   E. 清宁片

8. 米炒党参时,每 100kg 党参片,用米
   A. 5kg
   B. 10kg

C. 15kg
D. 20kg
E. 25kg

9. 蛤粉炒时,每100kg药物用蛤粉
   A. 50kg
   B. 30~50kg
   C. 20~25kg
   D. 10~20kg
   E. 以能掩盖药物为度

10. 滑石粉炒后既可降低毒性,又能矫正不良气味的药物是
    A. 象皮
    B. 黄狗肾
    C. 鸡内金
    D. 水蛭
    E. 狗脊

11. 在加水处理时宜"抢水洗"的药物所含有的成分为
    A. 生物碱
    B. 有机酸
    C. 挥发油
    D. 苷类
    E. 鞣质

12. 蒲黄炒阿胶的作用是长于
    A. 养阴润肺
    B. 止血安络
    C. 滋阴补血
    D. 固精缩尿
    E. 通络止痛

13. 柏子仁去油制霜的炮制目的为
    A. 降低毒性
    B. 增强药效
    C. 消除副作用
    D. 改变作用部位

E. 改变作用趋向

14. 治疗虫积,宜选用
    A. 炒槟榔
    B. 槟榔炭
    C. 焦槟榔
    D. 生槟榔
    E. 醋槟榔

15. 蜈蚣炮制多采用
    A. 炒黄
    B. 米炒
    C. 炒焦
    D. 烘焙
    E. 滑石粉炒

16. 姜炙时,一般每100kg药物用生姜
    A. 1kg
    B. 3kg
    C. 6kg
    D. 10kg
    E. 15kg

17. 炮制后,苦味增加,消食作用最强的山楂炮制品是
    A. 山楂炭
    B. 土炒山楂
    C. 山楂
    D. 炒山楂
    E. 焦山楂

18. 桂枝蜜炙的炮制作用是
    A. 辛通作用减弱
    B. 温补作用增强
    C. 止咳平喘作用增强
    D. 润肺止咳作用增强
    E. 苦寒之性降低

19. 炒后易于粉碎和煎出药效成分,利于苷类

成分保存的中药是
A. 莱菔子
B. 牵牛子
C. 芥子
D. 决明子
E. 苍耳子

20. 马兜铃临床多用蜜炙品的原因是
A. 生品味酸,易损齿伤筋
B. 生品味劣,易致恶心呕吐
C. 生品苦寒,易致腹痛
D. 生品易引起泄泻
E. 生品易引起头晕

21. 石决明煅制后增强了
A. 收湿敛疮作用
B. 固涩收敛、明目作用
C. 止血作用
D. 解毒止痒作用
E. 散瘀止痛作用

22. 自然铜的炮制方法是
A. 煅淬法
B. 明煅法
C. 暗煅法
D. 提净法
E. 水飞法

23. 蜜炙桂枝时,药量与炼蜜的比例为
A. 100∶20
B. 100∶25
C. 100∶15
D. 100∶10
E. 100∶5

24. 远志常采用的炮制方法是
A. 豆腐煮
B. 姜汤煮
C. 水煮
D. 甘草水煮
E. 酒蒸

25. 明矾煅制成枯矾最主要的目的为
A. 使药物疏松
B. 颜色洁白
C. 失去部分结晶水
D. 便于粉碎
E. 增强燥湿收敛作用

26. 蜜炙后增强润肺止咳作用并能矫味、避免呕吐的药物是
A. 黄芪
B. 枇杷叶
C. 百部
D. 麻黄
E. 马兜铃

27. 醋炙延胡索的炮制目的为
A. 降低毒性
B. 增强药效
C. 缓和药性
D. 改变作用部位
E. 改变作用趋向

28. 制备萸黄连时,每100kg药物,用吴茱萸
A. 5kg
B. 10kg
C. 20kg
D. 25kg
E. 30kg

29. 适于表证已解而喘咳未愈体虚患者的药物是
A. 生麻黄
B. 炙麻黄
C. 麻黄绒
D. 炙麻黄绒
E. 麻黄根

30. 斑蝥常用的炮制方法是
    A. 滑石粉炒法
    B. 焙干法
    C. 米炒法
    D. 蛤粉炒法
    E. 土炒法

31. 炮制后增强了消积化瘀作用的是
    A. 醋大黄
    B. 熟大黄
    C. 生大黄
    D. 酒大黄
    E. 大黄炭

32. 治疗目赤,咽喉肿痛,口舌生疮的上清丸,宜选用
    A. 生黄柏
    B. 酒黄柏
    C. 盐黄柏
    D. 黄柏炭
    E. 清宁片

33. 炙法中采用中火炮制的药物是
    A. 醋乳香
    B. 盐知母
    C. 姜竹茹
    D. 醋没药
    E. 盐杜仲

34. 炒后利于保存有效成分的是
    A. 莱菔子
    B. 牵牛子
    C. 槐花
    D. 决明子
    E. 苍耳子

35. 苍耳子炒黄的目的是
    A. 利于有效成分的溶出
    B. 缓和药性

    C. 杀酶保苷
    D. 降低毒性
    E. 除去药材中的部分水分

36. 炒后产生止血作用的是
    A. 荆芥
    B. 大蓟
    C. 地榆
    D. 白茅根
    E. 槟榔

37. 下列哪个药物不用炒焦法炮制
    A. 六神曲
    B. 麦芽
    C. 山楂
    D. 栀子
    E. 干姜

38. 苍术麸炒后燥性降低的原因是除去了过量的
    A. 挥发油
    B. 苷类
    C. 生物碱
    D. 鞣质
    E. 有机酸

39. 下列药物要求炒爆花的是
    A. 麦芽
    B. 芥子
    C. 王不留行
    D. 薏苡仁
    E. 槟榔

40. 生品长于涌吐风痰,炒后长于消食除胀、降气化痰的药物是
    A. 麦芽
    B. 芥子
    C. 薏苡仁
    D. 莱菔子

E. 槟榔

41. 山楂炒后缓和药性,是其中何类成分减少的结果
    A. 氨基酸
    B. 生物碱
    C. 挥发油
    D. 有机酸
    E. 鞣质

42. 宜用中火炒炭的药物是
    A. 蒲黄
    B. 山楂
    C. 地榆
    D. 干姜
    E. 栀子

43. 槐花炒炭后槲皮素含量为生品的
    A. 1 倍以上
    B. 5 倍以上
    C. 10 倍以上
    D. 15 倍以上
    E. 20 倍以上

44. 用滑石粉炒后可降低毒性和矫正不良气味的是
    A. 象皮
    B. 鸡内金
    C. 黄狗肾
    D. 水蛭
    E. 狗脊

45. 盐杜仲的炮制方法为
    A. 取杜仲丝或片,武火炒至焦黑色,丝易断时,喷淋定量盐水炒干
    B. 取杜仲丝或块,盐水拌匀,润透,中火炒至焦黑色,丝易断时,取出
    C. 武火炒至焦黄色,丝减少时,取出
    D. 取杜仲丝或块,盐水拌匀,武火炒至黑褐色,丝易断时,取出
    E. 取杜仲丝或块,中火炒至焦褐色,丝易断时,喷淋定量盐水炒干

46. 欲清热除烦时,脾胃较虚弱者可选用
    A. 栀子
    B. 炒栀子
    C. 焦栀子
    D. 栀子炭
    E. 麸炒栀子

47. 药物炒黄多用
    A. 文火
    B. 中火
    C. 武火
    D. 先文火后武火
    E. 先武火后文火

48. 炒后利于保存有效成分的是
    A. 莱菔子
    B. 牵牛子
    C. 槐花
    D. 决明子
    E. 苍耳子

49. 不用炒黄法炮制的是
    A. 牛蒡子
    B. 苍耳子
    C. 芥子
    D. 蒲黄
    E. 山楂

50. 老人体弱者大便秘结宜选用
    A. 生大黄
    B. 熟大黄
    C. 酒大黄
    D. 大黄炭
    E. 清宁片

51. 血热有瘀之出血证宜选用
    A. 醋大黄
    B. 清宁片
    C. 生大黄
    D. 酒大黄
    E. 大黄炭

52. 醋炙法中,米醋的常用量是
    A. 20%~30%
    B. 10%~15%
    C. 40%~50%
    D. 5%~7%
    E. 55%~60%

53. 传统习惯破血宜选用
    A. 当归头
    B. 当归尾
    C. 当归身
    D. 当归炭
    E. 当归(全当归)

54. 宜用中火炮制的是
    A. 盐炙知母
    B. 盐炙杜仲
    C. 蜜炙甘草
    D. 醋炙柴胡
    E. 盐炙补骨脂

55. 宜采用姜炙法炮制的药物是
    A. 蛤蚧
    B. 厚朴
    C. 三七
    D. 川芎
    E. 白前

56. 既可麸炒又可土炒的药物是
    A. 苍术
    B. 白术
    C. 枳壳
    D. 僵蚕
    E. 枳实

57. 淫羊藿用羊脂油炙的目的是
    A. 增强祛风湿作用
    B. 增强温肾助阳作用
    C. 增强止咳平喘作用
    D. 缓和药性
    E. 减少副作用

58. 采用先炒药后加盐水的方法炮制的药物是
    A. 补骨脂
    B. 益智仁
    C. 续断
    D. 黄柏
    E. 知母

59. 蜜炙后增强补中益气作用的药物是
    A. 甘草
    B. 枇杷叶
    C. 百部
    D. 麻黄
    E. 马兜铃

60. 不用蜜炙的药物是
    A. 甘草
    B. 黄芪
    C. 淫羊藿
    D. 百部
    E. 麻黄

61. 天南星用胆汁制后,其性味
    A. 由辛热变为苦温
    B. 由辛温变为苦温
    C. 由辛凉变为苦温
    D. 由苦燥变为温润
    E. 由辛温变为苦凉

62. 黄芩软化的最佳方法是

A. 少泡多润
B. 煮半小时
C. 蒸10分钟
D. 蒸至"圆气"后半小时
E. 减压浸润

63. 药物发酵的最佳温度是
A. 13℃~18℃
B. 18℃~25℃
C. 30℃~37℃
D. 40℃
E. 20℃~27C

64. 含挥发油类有效成分的药物不宜采用的炮制方法是
A. 晾干
B. 高温加热
C. 抢水洗
D. 净制
E. 切制

65. 发芽的温度一般保持在
A. 8℃~15℃
B. 18℃~25℃
C. 28℃~35℃
D. 38℃~45℃
E. 36℃~37℃

66. 麦芽发芽时,浸渍度含水量应控制在
A. 22%~25%
B. 32%~35%
C. 52%~55%
D. 42%~45%
E. 62%~65%

67. 西瓜霜的功效是
A. 泄热通便
B. 清热泻火,消肿止痛
C. 润燥软坚

D. 清热解毒
E. 下气通便

68. 下列各项,不宜煅制的药物是
A. 葛根
B. 木香
C. 肉豆蔻
D. 诃子
E. 枳壳

69. 通过加热降低挥发油的含量从而减少其副作用的药物是
A. 麸炒苍术
B. 姜炙竹茹
C. 醋炙延胡索
D. 酒炙大黄
E. 盐炙泽泻

70. 宜采用水飞法炮制的药物是
A. 自然铜
B. 白矾
C. 石决明
D. 石膏
E. 朱砂

71. 竹沥油干馏温度是
A. 400℃~450℃
B. 350℃~400℃
C. 300℃~350℃
D. 280℃
E. 120℃~180℃

72. 一般炒黄多用
A. 文火
B. 中火
C. 武火
D. 先文火后中火
E. 先中火后武火

73. 一般炒焦多用
    A. 文火
    B. 中火
    C. 武火
    D. 先文火后中火
    E. 先中火后武火

74. 药物炒爆的目的是
    A. 生升熟降
    B. 破酶保苷
    C. 降低毒性
    D. 改变药性
    E. 便于粉碎和煎出有效成分

75. 文火炒至大部分爆成白花的药物是
    A. 莱菔子
    B. 王不留行
    C. 白术
    D. 牵牛子
    E. 葶苈子

76. 生用辛热,炒炭后长于止血温经的药物是
    A. 地黄
    B. 当归
    C. 白术
    D. 干姜
    E. 地榆

77. 干漆煅炭的作用是
    A. 缓和苦寒之性
    B. 缓和辛散之性
    C. 产生止血作用
    D. 降低毒性和刺激性
    E. 增强止血作用

78. 活血散瘀、祛风通络药物常采用的炮制方法是
    A. 醋炙
    B. 酒炙
    C. 盐炙
    D. 蜜炙
    E. 姜炙

79. 酒炙后,可改变药性,引药上行的药物是
    A. 大黄
    B. 白芍
    C. 常山
    D. 威灵仙
    E. 续断

80. 炙淫羊藿的炮制作用为
    A. 增强温肾助阳作用
    B. 增强清肝退热作用
    C. 增强补中益气作用
    D. 增强润肺止咳作用
    E. 增强和胃止呕作用

81. 黄连酒炙的目的为
    A. 引药上行
    B. 引药下行
    C. 引药入肝
    D. 缓和发汗作用
    E. 消除副作用

82. 大黄酒炙的目的为
    A. 清肝明目
    B. 引药下行
    C. 引药入肝
    D. 清上焦实热
    E. 补脾益气

83. 大黄炒炭的目的为
    A. 清肝明目
    B. 引药上行
    C. 引药入肝
    D. 清上焦实热
    E. 增强止血作用

84. 治疗血虚便溏、腹中时痛宜选用
   A. 生当归
   B. 酒当归
   C. 土炒当归
   D. 麸炒当归
   E. 当归炭

85. 醋炙后增强疏肝止痛作用并能消积化滞的是
   A. 柴胡
   B. 白芍
   C. 乳香
   D. 香附
   E. 大戟

86. 当归酒炙的炮制作用为
   A. 降低毒性
   B. 引药下行
   C. 增强活血通经、散瘀止痛作用
   D. 引药上行，清上焦实热
   E. 增强润肺止咳作用

87. 柴胡醋炙的炮制作用为
   A. 降低毒性
   B. 引药入肾
   C. 增强疏肝止痛作用
   D. 增强润肺止咳作用
   E. 增强和胃止呕作用

88. 延胡索止痛作用最强的成分是
   A. 延胡索甲素
   B. 延胡索乙素
   C. 延胡索丙素
   D. 延胡索丑素
   E. 总生物碱

二、B型题（标准配伍题）

答题说明：
   以下提供若干组考题,每组考题共用在考题前列出的 A、B、C、D、E 五个备选答案。请从中选择一个与问题关系最密切的答案。某个备选答案可能被选择一次、多次或不被选择。

（89～90题共用备选答案）
   A. 淘洗法
   B. 淋法
   C. 泡法
   D. 漂法
   E. 润法
89. 质地松软、水分易渗入的药材多用
90. 质地坚硬、水分较难渗入的药材多用

（91～92题共用备选答案）
   A. 弯曲法
   B. 指掐法
   C. 穿刺法
   D. 手捏法
   E. 劈剖法
91. 白术可用
92. 木香可用

（93～94题共用备选答案）
   A. 极薄片
   B. 薄片
   C. 厚片
   D. 段
   E. 丝
93. 白芍宜切
94. 大黄宜切

（95～96题共用备选答案）
   A. 碾捣
   B. 制绒
   C. 青黛拌衣
   D. 揉搓
   E. 朱砂拌衣
95. 竹茹的加工方法是

96. 灯心草的加工方法是

(97~98题共用备选答案)
A. 宽丝
B. 薄片
C. 厚片
D. 段
E. 细丝

97. 厚度为1~2mm的饮片类型是
98. 厚度为2~4mm的饮片类型是

(99~100题共用备选答案)
A. 50℃
B. 60℃
C. 70℃
D. 80℃
E. 90℃

99. 一般药物干燥温度不宜超过
100. 含芳香挥发性成分的药物干燥温度不宜超过

(101~102题共用备选答案)
A. 雄黄
B. 马钱子
C. 狗脊
D. 蜈蚣
E. 枳实

101. 需忌火的药物是
102. 采用文火炮制的药物是

(103~104题共用备选答案)
A. 碾捣
B. 制绒
C. 揉搓
D. 青黛拌衣
E. 朱砂拌衣

103. 麻黄的加工方法是
104. 远志的加工方法是

(105~106题共用备选答案)
A. 甘草
B. 羊脂油
C. 豆腐
D. 黑豆汁
E. 胆汁

105. 淫羊藿炮制时用
106. 何首乌炮制时用

(107~108题共用备选答案)
A. 去皮壳
B. 去毛
C. 去核
D. 去心
E. 去芦

107. 桃仁应
108. 远志应

(109~110题共用备选答案)
A. 法半夏
B. 姜半夏
C. 生半夏
D. 清半夏
E. 半夏曲

109. 治疗呕吐反胃多选用
110. 具有燥湿化痰作用,多用于中成药中的是

(111~112题共用备选答案)
A. 去皮壳
B. 去毛
C. 去心
D. 去核
E. 去瓤

111. 枳壳净制应
112. 乌梅净制应

(113~114题共用备选答案)
A. 燎去毛
B. 刷去毛

C. 烫去毛
D. 挖去毛
E. 撞去毛

113. 石韦应
114. 骨碎补应

(115~116题共用备选答案)
A. 碾捣
B. 制绒
C. 朱砂拌衣
D. 揉搓
E. 青黛拌衣

115. 为增强宁心安神作用,远志宜
116. 为便于调配和制剂,矿物类药物宜

(117~118题共用备选答案)
A. 100:15
B. 100:20
C. 100:10
D. 100:12.5
E. 100:2

117. 盐炙车前子时,药物与辅料用量比为
118. 蜜炙百部时,药物与辅料用量比为

(119~120题共用备选答案)
A. 麸炒
B. 米炒
C. 炒黄
D. 炒炭
E. 沙炒

119. 僵蚕应
120. 荆芥应

(121~122题共用备选答案)
A. 祛风解表
B. 辛散作用极弱,具有止血作用
C. 温中散寒,回阳通脉
D. 温中散寒,温经止血
E. 温经止血

121. 荆芥生用可
122. 荆芥炒炭后可

(123~124题共用备选答案)
A. 大黄
B. 酒大黄
C. 熟大黄
D. 大黄炭
E. 清宁片

123. 清上焦实热宜选用
124. 泻下作用峻烈的是

(125~126题共用备选答案)
A. 全当归
B. 当归尾
C. 酒当归
D. 土炒当归
E. 当归炭

125. 既能补血,又不致滑肠的是
126. 长于活血补血调经的是

(127~128题共用备选答案)
A. 麻黄
B. 蜜麻黄
C. 麻黄绒
D. 蜜炙麻黄绒
E. 麻黄根

127. 风寒表实证宜选用
128. 表证已解而喘咳未愈的体虚患者宜选用

(129~130题共用备选答案)
A. 黄连
B. 酒黄连
C. 姜黄连
D. 萸黄连
E. 黄连炭

129. 善治胃热呕吐的是
130. 善清气分湿热,散肝胆郁火的是

(131~132题共用备选答案)
A. 豆腐
B. 黑豆汁
C. 甘草
D. 羊脂油
E. 胆汁

131. 远志炮制时用
132. 珍珠炮制时用

(133~134题共用备选答案)
A. 长于消食止泻
B. 善消食化积
C. 长于活血化瘀
D. 具有止血、止泻的功效
E. 善凉血止血

133. 炒山楂
134. 山楂炭

参考答案

1. E	2. B	3. B	4. D	5. B	6. B	7. E	8. D	9. B	10. D
11. C	12. B	13. C	14. D	15. D	16. D	17. E	18. A	19. C	20. B
21. B	22. A	23. C	24. D	25. C	26. E	27. B	28. B	29. D	30. C
31. A	32. B	33. E	34. C	35. D	36. A	37. B	38. A	39. C	40. D
41. D	42. A	43. C	44. D	45. B	46. C	47. A	48. C	49. D	50. E
51. E	52. B	53. B	54. B	55. B	56. B	57. B	58. E	59. A	60. C
61. E	62. D	63. C	64. B	65. B	66. D	67. B	68. B	69. A	70. E
71. B	72. B	73. B	74. E	75. B	76. D	77. D	78. B	79. A	80. A
81. A	82. D	83. E	84. C	85. D	86. C	87. C	88. B	89. A	90. C
91. B	92. A	93. B	94. C	95. D	96. C	97. B	98. C	99. D	100. A
101. A	102. D	103. B	104. E	105. B	106. D	107. A	108. D	109. B	110. D
111. E	112. D	113. B	114. C	115. C	116. A	117. E	118. B	119. A	120. D
121. A	122. B	123. B	124. A	125. D	126. A	127. A	128. D	129. C	130. D
131. C	132. A	133. B	134. D						

中药鉴定学

一、A 型题（单句型最佳选择题）

答题说明：

以下每一道考题下面有 A、B、C、D、E 五个备选答案。请从中选择一个最佳答案。

1. 酸不溶性灰分是指总灰分中不溶于某种试液的灰分，这种试液为
   A. 5%盐酸
   B. 5%硝酸
   C. 5%硫酸
   D. 10%盐酸
   E. 10%硫酸

2. 一般需要进行酸败度检查的药材是
   A. 含油脂的种子类药材
   B. 含淀粉的种子类药材
   C. 含黏液的种子类药材
   D. 含鞣质的种子类药材
   E. 含多糖的真菌类药材

3. 确定中药材适宜采收期的主要依据是
   A. 根据药材产地的气候特点
   B. 依照药材中有效物质的含量
   C. 根据药用部分的产量
   D. 药材中有效物质的含量与药用部分的产量结合考虑
   E. 根据需要，随时可采

4. 简单、易行、快速的鉴定方法是
   A. 基原鉴定
   B. 性状鉴定
   C. 显微鉴定
   D. 理化鉴定
   E. 含量测定

5. 含浆汁、淀粉或糖分多的药材,产地常用加工方法是
   A. 切片、晒干
   B. 蒸、煮、烫后晒干
   C. 熏硫后晒干
   D. "发汗"后晒干
   E. 阴干

6. 不是来源于豆科的药材是
   A. 苦参
   B. 地榆
   C. 葛根
   D. 山豆根
   E. 黄芪

7. 郁金的药用部位为
   A. 根
   B. 块茎
   C. 块根
   D. 根茎
   E. 根及根茎

8. 大黄根茎断面可见"星点"环列或散在,分布于

·122·

A. 韧皮部
B. 木质部
C. 皮层
D. 韧皮部及皮层
E. 髓部

9. 龙胆与坚龙胆根横切面主要区别点为
   A. 龙胆有表皮,坚龙胆无
   B. 龙胆外皮层明显,坚龙胆不明显
   C. 龙胆内皮层明显,坚龙胆不明显
   D. 龙胆内皮层为一个母细胞分隔成数个子细胞,坚龙胆无
   E. 龙胆中间髓部明显,坚龙胆无髓部

10. 川芎中主要有效成分为
    A. 欧前胡素
    B. 柠檬烯
    C. 阿魏酸
    D. 川芎嗪
    E. 川芎酚

11. 软紫草主产地为
    A. 东北
    B. 甘肃
    C. 河南
    D. 浙江
    E. 新疆

12. 太子参来源于
    A. 五加科
    B. 桔梗科
    C. 玄参科
    D. 石竹科
    E. 伞形科

13. 狗脊的来源为
    A. 蚌壳蕨科金毛狗脊的根
    B. 蚌壳蕨科金毛狗脊的根茎
    C. 鳞毛蕨科金毛狗脊的根茎
    D. 鳞毛蕨科金毛狗脊的根
    E. 鳞毛蕨科金毛狗脊的根及根茎

14. 长纺锤形,半透明,对光透视有一条不透明的细木心的药材为
    A. 香附
    B. 白薇
    C. 玄参
    D. 天冬
    E. 麦冬

15. 鸡血藤髓部的特点是
    A. 髓部不明显
    B. 中央髓部较圆而小
    C. 髓小,偏向一侧
    D. 髓部呈扁条状
    E. 中央髓部较大

16. 半夏的药用部位为
    A. 根
    B. 根及根茎
    C. 根茎
    D. 块根
    E. 块茎

17. 泽泻的药用部位为
    A. 根
    B. 根及根茎
    C. 根茎
    D. 块根
    E. 块茎

18. 粉末中薄壁细胞具椭圆形纹孔、集成纹孔群的中药为
    A. 三棱
    B. 泽泻
    C. 半夏
    D. 天南星
    E. 香附

19. 三七的形状是
   A. 圆柱形
   B. 拳形
   C. 纺锤形或类圆锥形
   D. 有疣状突起的团块形
   E. 倒心形

20. 表面有较密的横向环纹,断面黄色、颗粒性的药材为
   A. 香附
   B. 黄精
   C. 知母
   D. 玉竹
   E. 射干

21. 皮部有树脂状分泌物,红褐色或黑棕色,与木部相间排列成偏心形半圆形的环,有此性状特征的药材是
   A. 大血藤
   B. 苏木
   C. 沉香
   D. 川木通
   E. 鸡血藤

22. 白芍的气味是
   A. 气微,味苦
   B. 气微,味甜
   C. 气微,味微苦而酸
   D. 气微香,味苦涩
   E. 有清香气,味苦

23. 胡黄连的药用部位为
   A. 根
   B. 根茎
   C. 根及根茎
   D. 块茎
   E. 块根

24. 沉香的形状和表面特征是
   A. 呈不规则块、片状,有棕黑色树脂和黄白色不含树脂部分交互形成的斑纹,大多不能沉水
   B. 呈不规则棒状,密布黄色细纵纹,大多能沉水
   C. 呈圆柱状或不规则棒状,密布棕黑色细纵纹,能沉水或半沉水
   D. 呈不规则块、片状,有红棕色树脂斑块,半沉水
   E. 呈长条形或不规则块状,表面紫红色,富油性

25. "泥鳅头"是形容一种药材的性状特征,这种药材是
   A. 川木香
   B. 川党参
   C. 白术
   D. 素花党参
   E. 党参

26. 甘草的气味是
   A. 气香,味淡
   B. 气微,味苦
   C. 气微,味淡
   D. 气微,味甜而特殊
   E. 气香,味极甜

27. 羚羊角药材的原动物是
   A. 鹅喉羚羊
   B. 长尾黄羊
   C. 藏羚羊
   D. 赛加羚羊
   E. 黄羊

28. 小通草的原植物属于
   A. 五加科及豆科
   B. 旌节花科及山茱萸科
   C. 旌节花科及毛茛科
   D. 豆科及山茱萸科

E. 蓼科及山茱萸科

29. 川贝母主含
    A. 甾体类生物碱
    B. 皂苷
    C. 蒽醌类
    D. 木脂素类
    E. 环烯醚萜苷类

30. 薄壁细胞中常含菊糖的科是
    A. 桔梗科
    B. 豆科
    C. 茄科
    D. 蔷薇科
    E. 唇形科

31. 附子的商品规格有
    A. 泥附子、盐附子、白附子
    B. 盐附子、黑顺片、白附片
    C. 黑顺片、白顺片、黄顺片
    D. 泥附子、黑顺片、白附片
    E. 盐附子、白附子、黑顺片

32. 川贝母的原植物不包括
    A. 川贝母
    B. 伊贝母
    C. 甘肃贝母
    D. 暗紫贝母
    E. 梭砂贝母

33. 当归的气味是
    A. 有香气,味酸
    B. 有香气,味苦
    C. 香气浓郁,味甘、辛、微苦
    D. 气微,味苦
    E. 气微,味辣

34. 三七的性状特征不包括
    A. 表面灰褐色或灰黄色
    B. 顶端有茎痕,周围有瘤状突起
    C. 气微,味苦而回甜
    D. 断面淡黄白色
    E. 体重,质坚实

35. 不含菊糖的为
    A. 桔梗
    B. 南沙参
    C. 木香
    D. 党参
    E. 玄参

36. 来源于五加科的药材是
    A. 通草
    B. 川木通
    C. 大血藤
    D. 苏木
    E. 鸡血藤

37. 天麻的主要化学成分为
    A. 赤箭苷
    B. 天麻苷
    C. 对羟基苯甲醇
    D. 对羟基甲醚
    E. 黄酮

38. 天麻的药用部位为
    A. 块根
    B. 根及根茎
    C. 根
    D. 根茎
    E. 块茎

39. 地黄薄壁细胞内可见
    A. 针晶
    B. 硅质块
    C. 核状物
    D. 簇晶
    E. 菊糖

40. 沉香火试的特征是
    A. 有浓烟及香气,并有爆鸣声
    B. 有浓烟及强烈香气,并有油状物渗出
    C. 有强烈蒜臭气,并有火焰
    D. 有浓烟,并有火光
    E. 燃烧时气浓香,并有油状物渗出

41. 川芎的形状是
    A. 圆柱形
    B. 纺锤形或条状
    C. 圆锥形
    D. 不规则结节状拳形团块
    E. 不规则扁球形

42. 三七的气味为
    A. 味辛辣
    B. 气微,味苦
    C. 气微,味苦而后微甜
    D. 气香,味苦
    E. 气香,味辛

43. 黄芪的气味是
    A. 气微,味淡
    B. 气微,味甜
    C. 气微,味微苦
    D. 气微,味甜而特殊
    E. 气微,味微甜,嚼之微有豆腥气

44. 降香的药用部位为
    A. 茎枝
    B. 茎髓
    C. 茎刺
    D. 心材
    E. 边材

45. 苦参的主要活性成分为
    A. 生物碱类
    B. 黄酮类
    C. 蒽醌类
    D. 皂苷类
    E. 生物碱和黄酮类

46. 生狗脊片近外皮 2～5mm 处有一条凸起的棕黄色环纹是
    A. 石细胞环带
    B. 形成层
    C. 纤维层
    D. 木质部
    E. 韧皮部

47. 某根茎类药材呈拳形团块,切面可见韧皮部和木质部均有油室,导管群中部有纤维束作菱形环绕,它可能是
    A. 川芎
    B. 苍术
    C. 白术
    D. 藁本
    E. 柴胡

48. 天冬的药用部位为
    A. 根
    B. 根茎
    C. 块根
    D. 鳞茎
    E. 块茎

49. 以皮厚、肉细、油性足、内表面色紫棕有发亮结晶状物、香气浓者为佳的药材是
    A. 牡丹皮
    B. 肉桂
    C. 香加皮
    D. 秦皮
    E. 厚朴

50. 山药的主产地是
    A. 河南
    B. 山西
    C. 广西

D. 四川
E. 云南

51. 药材横切面最外为后生皮层的药材是
    A. 大黄
    B. 苍术
    C. 川乌
    D. 石菖蒲
    E. 麦冬

52. 圆柱形,表面灰黄色或淡褐色,质硬而韧,断面皮部黄白色,纤维性并显粉性,味微甜的药材是
    A. 当归
    B. 银柴胡
    C. 板蓝根
    D. 黄芪
    E. 人参

53. 粉末中有分支状石细胞及油细胞的药材是
    A. 肉桂
    B. 厚朴
    C. 关黄柏
    D. 牡丹皮
    E. 杜仲

54. 狗脊的入药部位是
    A. 块根
    B. 根茎
    C. 带叶柄残基的根茎
    D. 块茎
    E. 鳞茎

55. 人参性状鉴别中"圆芦"的含义是
    A. 园参的根茎较圆而粗,称"圆芦"
    B. 园参的主根较圆称"圆芦"
    C. 生晒山参的主根较圆称"圆芦"
    D. 生晒山参上靠近主根的一段根茎较光滑而无茎痕

E. 生晒山参的较圆的根茎,而且茎痕较少

56. 大黄横切面上,黏液腔存在部位是
    A. 皮层
    B. 韧皮部
    C. 木栓层
    D. 木质部
    E. 髓部

57. 三七加工时剪下的芦头、侧根、须根晒干后,其商品规格名称分别是
    A. 剪口、筋条、绒根
    B. 筋条、剪口、绒根
    C. 芦头、筋条、绒根
    D. 芦头、腿、须
    E. 根头、支根、须

58. 断面散有多数橙黄色或棕红色油室,习称"朱砂点"的中药是
    A. 前胡
    B. 当归
    C. 川乌
    D. 白芷
    E. 茅苍术

59. 商陆的气味是
    A. 气微香,味甜
    B. 气微,味淡,有刺喉感
    C. 气微,味苦
    D. 气微,味甘淡,久嚼麻舌
    E. 微有香气,味微苦涩

60. 下列哪种药材粉末中不含菊糖
    A. 党参
    B. 木香
    C. 白术
    D. 麦冬
    E. 苍术

61. 川乌的剧毒成分为
   A. 异喹啉类生物碱
   B. 双酯类生物碱
   C. 双蒽酮苷类
   D. 乌头多糖
   E. 乌头胺

62. 断面淡黄色至黄棕色,角质样,周围有2～4轮黄白色小点,气微,味微甜而稍苦涩的药材是
   A. 大黄
   B. 何首乌
   C. 黄芪
   D. 银柴胡
   E. 牛膝

63. 玄参根横断面特征为
   A. 黄色,角质性
   B. 黑色,粉性
   C. 黑色,微有光泽
   D. 棕色,角质性
   E. 棕色,粉性

64. 钩藤中具降血压作用的成分是
   A. 黄酮类
   B. 皂苷
   C. 挥发油
   D. 钩藤色素
   E. 钩藤碱和异钩藤碱

65. 通草的药用部位为
   A. 全草
   B. 茎
   C. 茎髓
   D. 根
   E. 地上部分

66. 来源于木通科的药材是
   A. 通草

   B. 川木通
   C. 大血藤
   D. 苏木
   E. 鸡血藤

67. 根头偶有黑色发黏的胶状物,习称"油头"的中药是
   A. 天花粉
   B. 巴戟天
   C. 胡黄连
   D. 南沙参
   E. 川木香

68. 原植物为密花豆的药材是
   A. 通草
   B. 川木通
   C. 大血藤
   D. 苏木
   E. 鸡血藤

69. 小枝具突起的黄白色小点钩枝密被褐色长柔毛,钩的末端膨大成小球的钩藤原植物是
   A. 钩藤
   B. 华钩藤
   C. 毛钩藤
   D. 大叶钩藤
   E. 无柄果钩藤

70. 川芎的气味为
   A. 气香,味甘、辣
   B. 气香浓,味苦、辛,稍麻舌,微回甜
   C. 气微,味苦,麻舌
   D. 气微,味淡
   E. 气香,味苦、辛

71. 习称"红藤"的药材为
   A. 鸡血藤
   B. 钩藤

C. 大血藤
D. 降香
E. 苏木

72. 表面棕黄色或深黄色,上部较粗糙,有扭曲的纵皱或不规则的网纹。质硬而脆。断面黄色。老根中间呈暗棕色或棕黑色,枯朽状或已成空洞,该药材为
   A. 丹参
   B. 秦艽
   C. 黄芩
   D. 独活
   E. 前胡

73. 鸡血藤来源于
   A. 马兜铃科
   B. 毛茛科
   C. 木通科
   D. 豆科
   E. 茜草科

74. 秦皮主含
   A. 黄酮类
   B. 香豆精类
   C. 皂苷类
   D. 木脂素类
   E. 环烯醚萜苷类

75. 断面不整齐,灰白色,于放大镜下检视可见多数淡黄棕色小油点(树脂道)的药材为
   A. 地骨皮
   B. 香加皮
   C. 五加皮
   D. 秦皮
   E. 桑白皮

76. 牡丹皮粉末中含
   A. 草酸钙砂晶
   B. 草酸钙簇晶
   C. 草酸钙方晶
   D. 草酸钙针晶
   E. 草酸钙复合晶体

77. 暴露稍久,常可析出白色细针状结晶,习称"起霜"。具有起霜现象的中药是
   A. 苍术
   B. 白术
   C. 泽泻
   D. 赤芍
   E. 白芍

78. 药材秦皮来源于
   A. 萝藦科
   B. 毛茛科
   C. 木犀科
   D. 樟科
   E. 木兰科

79. 药材黄柏来源于
   A. 芸香科
   B. 樟科
   C. 柏科
   D. 木兰科
   E. 毛茛科

80. 横切面可见落皮层,内侧有木栓组织数个层带,韧皮部有5~7层石细胞环带,并可见胶丝团块的药材是
   A. 牡丹皮
   B. 厚朴
   C. 肉桂
   D. 杜仲
   E. 秦皮

81. 呈板片状或浅槽状,外表面黄褐色或黄棕色,内表面暗黄色或淡棕黄色。断面深黄色,纤维性,气微,味苦的药材是
   A. 黄柏

B. 关黄柏
C. 厚朴
D. 苦楝皮
E. 地骨皮

B. 厚朴
C. 肉桂
D. 秦皮
E. 黄柏

82. 下列药材中,来源于萝藦科,药用干燥根皮的是
   A. 杜仲
   B. 香加皮
   C. 秦皮
   D. 厚朴
   E. 肉桂

87. 外表面淡灰棕色,有的可见斜方形皮孔,内表面紫褐色,折断时可见细密银白色富弹性胶丝的药材是
   A. 地骨皮
   B. 秦皮
   C. 杜仲
   D. 五加皮
   E. 苦楝皮

83. 粉末中有分支状石细胞及油细胞的药材是
   A. 肉桂
   B. 厚朴
   C. 关黄柏
   D. 牡丹皮
   E. 杜仲

88. 根头部有明显密集的环纹,习称"蚯蚓头"的中药是
   A. 独活
   B. 防风
   C. 羌活
   D. 当归
   E. 川芎

84. 气特异似焦糖、味甘、微苦的中药是
   A. 苦参
   B. 党参
   C. 玄参
   D. 丹参
   E. 沙参

89. 厚朴的药用部位为
   A. 干皮
   B. 根皮
   C. 枝皮和干皮
   D. 枝皮
   E. 干皮、枝皮和根皮

85. 肉桂断面的特征是
   A. 红棕色,纤维性强
   B. 外侧呈棕色而粗糙,内侧红棕色而油润,中间有一条黄棕色的线纹
   C. 黄白色而油润
   D. 黄白色,纤维性强
   E. 白色,中间有一条黄棕色的浅纹

90. 川黄柏来源于芸香科某种植物的树皮,这种植物是
   A. 橘
   B. 黄皮树
   C. 酸橙
   D. 黄檗
   E. 川椒

86. 粉末中含有细胞壁三面加厚一面菲薄的石细胞、油细胞、黏液细胞、纤维及草酸钙针晶的药材是
   A. 杜仲

91. 海马的主要性状鉴别特征为
   A. 体上具瓦楞状节纹

B. 躯干部七棱形,尾部加棱形
C. 马头、蛇尾、瓦楞身
D. 体上具棘刺
E. 躯干部有斑纹

92. 厚朴来源于
   A. 桑科
   B. 毛茛科
   C. 木兰科
   D. 芸香科
   E. 樟科

93. 产于河北安国的白芷习称
   A. 禹白芷
   B. 祁白芷
   C. 杭白芷
   D. 川白芷
   E. 云白芷

94. 忌用火煅的药材是
   A. 朱砂
   B. 雄黄
   C. 自然铜
   D. 信石
   E. 芒硝

95. 厚朴的显微特征不包括
   A. 油细胞含黄棕色油状物,壁木化或非木化
   B. 石细胞呈椭圆形、类方形或不规则分枝状
   C. 纤维壁甚厚、平直或一边呈波浪状
   D. 有草酸钙簇晶
   E. 筛管分子复筛板筛域较大

96. 主产于湖北的药材是
   A. 朱砂
   B. 滑石
   C. 自然铜
   D. 石膏
   E. 芒硝

97. 下列药材中,主要成分是小檗碱的是
   A. 黄柏
   B. 杜仲
   C. 厚朴
   D. 肉桂
   E. 五加皮

98. 杜仲的降压有效成分为
   A. 京尼平苷
   B. 桃叶珊瑚苷
   C. 松脂醇二-β-D 葡萄糖苷
   D. 杜仲胶
   E. 白桦脂醇

99. 可进行微量升华的皮类药材为
   A. 牡丹皮
   B. 厚朴
   C. 桑白皮
   D. 肉桂
   E. 五加皮

100. 侧柏叶的药用部位是
   A. 嫩枝条
   B. 枝梢及叶
   C. 地上部分
   D. 复叶
   E. 单叶

101. 叶片呈披针形,基部耳形偏斜,不对称,孢子囊群在下表面侧脉间多见。此药材是
   A. 有柄石韦
   B. 石韦
   C. 庐山石韦
   D. 大青叶
   E. 枇杷叶

102. 药材延胡索的主要产地是
    A. 浙江
    B. 安徽
    C. 广西
    D. 河北
    E. 云南

103. 下列不含蒽醌类成分的药材是
    A. 大黄
    B. 大血藤
    C. 番泻叶
    D. 鸡血藤
    E. 决明子

104. 大青叶来源于
    A. 爵床科
    B. 马鞭草科
    C. 十字花科
    D. 蓼科
    E. 苋科

105. 下列药材中,叶蓝绿色或蓝黑色,偶可见膜质托叶鞘的是
    A. 侧柏叶
    B. 蓼大青叶
    C. 枇杷叶
    D. 大青叶
    E. 番泻叶

106. 描述商陆断面特征的术语是
    A. 云锦状花纹
    B. 星点
    C. 车轮纹
    D. 罗盘纹
    E. 筋脉点

107. 粉末中可见腺毛、多列性非腺毛和草酸钙簇晶的药材为
    A. 蓼大青叶

    B. 番泻叶
    C. 罗布麻叶
    D. 大青叶
    E. 紫苏叶

108. 枇杷叶主含
    A. 黄酮类
    B. 皂苷类
    C. 蒽醌类
    D. 生物碱类
    E. 香豆素类

109. 主含结合性蒽醌类成分的药材为
    A. 侧柏叶
    B. 大青叶
    C. 枇杷叶
    D. 桑叶
    E. 番泻叶

110. 习称"连三朵"的药材为
    A. 辛夷
    B. 槐花
    C. 丁香
    D. 款冬花
    E. 西红花

111. 花蕾呈研棒状,表面红棕色或暗棕色,有颗粒状突起的花类药材是
    A. 辛夷
    B. 丁香
    C. 金银花
    D. 款冬花
    E. 菊花

112. 呈长棒状,花头外表面紫红色或淡红色,花头撕开后,有白色丝状绵毛的花类药材是
    A. 辛夷
    B. 丁香

C. 金银花
D. 款冬花
E. 菊花

113. 下列哪种药材的花粉粒具单萌发孔,表面有网状雕纹
   A. 辛夷
   B. 丁香
   C. 金银花
   D. 蒲黄
   E. 洋金花

114. 下列花类药材中,花蕾呈研棒状,长1~2cm,表面红棕色或暗棕色,有颗粒状突起的是
   A. 金银花
   B. 款冬花
   C. 洋金花
   D. 丁香
   E. 红花

115. 西红花的主产地为
   A. 西藏
   B. 西班牙及希腊
   C. 马来西亚、印尼
   D. 越南、柬埔寨
   E. 广西、云南

116. 来源于鸢尾科植物的药材是
   A. 款冬花
   B. 天麻
   C. 西红花
   D. 菊花
   E. 芫花

117. 取某种药材少许,浸入水中,散出橙黄色色素呈直线下降,逐渐扩散,水被染成黄色。这种药材是
   A. 红花

B. 西红花
C. 款冬花
D. 菊花
E. 槐花

118. 款冬花为菊科植物款冬 Tussilago farlara L. 的干燥
   A. 花
   B. 头状花序
   C. 花蕾
   D. 未开放的头状花序
   E. 花冠

119. 除哪一项外均为味连的显微特征
   A. 木栓层为数列细胞
   B. 皮层有石细胞
   C. 中柱鞘纤维束木化,或伴有石细胞
   D. 维管束外韧型
   E. 髓部有石细胞

120. 槐花来源于豆科植物槐的干燥
   A. 花
   B. 花蕾
   C. 花冠
   D. 花蕾及花
   E. 花序

121. 款冬花来源于
   A. 菊科
   B. 茄科
   C. 忍冬科
   D. 桃金娘科
   E. 鸢尾科

122. 丁香来源于
   A. 豆科
   B. 忍冬科
   C. 木犀科
   D. 夹竹桃科

E. 桃金娘科

123. 辛夷的药用部位为
    A. 完整的花
    B. 花蕾
    C. 已开放的花序
    D. 未开放的花序
    E. 带花的果序

124. "怀中抱月"是形容
    A. 川贝中青贝外层两鳞叶大小相近,相对抱合的形态
    B. 川贝中松贝外层两鳞片大小悬殊,大瓣紧抱小瓣的形态
    C. 川贝中炉贝外面两鳞叶大小相近,顶端瘦尖的形态
    D. 浙贝中的大贝鳞叶一面凹入,一面凸出,呈新月状的形态
    E. 浙贝中的珠贝外层两鳞叶略呈肾形,互相对合,其内有2~3枚小鳞叶

125. 西红花来源于
    A. 菊科
    B. 茄科
    C. 香蒲科
    D. 桃金娘科
    E. 鸢尾科

126. 下列不含砂晶的药材为
    A. 洋金花
    B. 秦皮
    C. 怀牛膝
    D. 地骨皮
    E. 黄柏

127. 中果皮可见油管的是
    A. 小茴香
    B. 连翘
    C. 山楂

D. 栀子
E. 枸杞子

128. 下列药材中,呈扁圆形或扁椭圆形,表面紫红色或紫褐色,平滑而有光泽的是
    A. 沙苑子
    B. 补骨脂
    C. 吴茱萸
    D. 巴豆
    E. 酸枣仁

129. 补骨脂主含
    A. 木脂素类
    B. 香豆素类
    C. 生物碱类
    D. 环烯醚萜苷类
    E. 皂苷类

130. 连翘的外果皮是
    A. 1列细胞,外皮角质层,细胞中含棕红色色素
    B. 石细胞层,由十余列排列紧密的石细胞构成
    C. 1列细胞,壁稍厚,外皮角质层散有油细胞
    D. 波状弯曲,凹陷处表皮下有众多扁圆形壁内腺
    E. 1列表皮细胞,被角质层,外壁及侧壁增厚

131. 枳壳外表面有
    A. 多数凹点状油室及微隆起的皱纹
    B. 不规则纵皱纹及多数突起的小斑点
    C. 多数点状突起或凹下细小油点
    D. 突起的刺状棕色小点
    E. 灰白色的小点

132. 牛蒡子来源于
    A. 茄科

B. 菊科
C. 豆科
D. 茜草科
E. 大戟科

133. 马钱子主含
    A. 生物碱类
    B. 木脂素类
    C. 香豆素类
    D. 皂苷类
    E. 蒽醌类

134. 苦杏仁的药用部位为
    A. 干燥成熟果实
    B. 干燥近成熟果实
    C. 干燥未成熟果实
    D. 干燥幼果
    E. 干燥成熟种子

135. 薏苡仁的药用部位为
    A. 干燥成熟果实
    B. 干燥幼果
    C. 干燥成熟种仁
    D. 干燥未成熟果实
    E. 干燥成熟种子

136. 连翘中的抗菌成分为
    A. 连翘苷
    B. 连翘苷元
    C. 连翘酚
    D. 齐墩果酸
    E. 连翘酯苷

137. 肉苁蓉来源于
    A. 唇形科
    B. 豆科
    C. 菊科
    D. 爵床科
    E. 列当科

138. 具穗状花序的药材为
    A. 荆芥
    B. 薄荷
    C. 金钱草
    D. 车前草
    E. 青蒿

139. 北细辛的花
    A. 钟形,暗紫色,花被裂片开展
    B. 漏斗形,紫红色
    C. 钟形,黄色
    D. 钟形,暗紫色,花被裂片反卷
    E. 钟形,黄绿色,花被裂片开展

140. 益母草来源于
    A. 菊科
    B. 豆科
    C. 唇形科
    D. 报春花科
    E. 马鞭草科

141. 广藿香的气味是
    A. 气微,味淡
    B. 气香特异,味微苦
    C. 气辛香,味辛辣、麻舌
    D. 无臭,味微苦,嚼之有黏性
    E. 气微香,味涩、微苦

142. 气孔特异,保卫细胞侧面观呈电话听筒形的药材是
    A. 薄荷
    B. 广藿香
    C. 石斛
    D. 穿心莲
    E. 麻黄

143. 除哪项外,均为麻黄的性状特征
    A. 茎细长圆柱形,节明显
    B. 表面淡黄绿色,有细纵脊

C. 节上有膜质鳞叶,基部联合成筒状
D. 体轻,折断面绿黄色,髓中空
E. 气微香,味涩,微苦

144. 青蒿中抗疟的主要成分是
    A. 青蒿素
    B. 青蒿甲素
    C. 青蒿乙素
    D. 黄酮类
    E. 挥发油

145. 下列关于槲寄生描述不正确的是
    A. 为桑寄生科植物槲寄生的干燥带叶茎枝
    B. 表面黄绿色、金黄色或黄棕色
    C. 无臭,味微苦,嚼之粘牙
    D. 质脆,断面中间可见类圆形的髓
    E. 叶长椭圆状披针形,革质

146. 药材细辛来源于
    A. 毛茛科
    B. 木兰科
    C. 马兜铃科
    D. 伞形科
    E. 菊科

147. 除哪项外均为薄荷茎横切面特征
    A. 表皮外被角质层,有腺毛、腺鳞和非腺毛
    B. 皮层在四棱脊处有厚角细胞
    C. 内皮层明显
    D. 木质部在四棱处发达
    E. 薄壁细胞中含草酸钙针晶

148. 除哪项外均为穿心莲的性状特征
    A. 茎方形,多分枝
    B. 节稍膨大
    C. 叶片披针形或卵状披针形
    D. 叶上面绿色,下面灰绿色,两面光滑

E. 气微,味微苦

149. 青蒿来源于
    A. 菊科
    B. 唇形科
    C. 爵床科
    D. 豆科
    E. 兰科

150. 紫花地丁来源于
    A. 蓼科
    B. 车前科
    C. 马兜铃科
    D. 堇菜科
    E. 唇形科

151. 除哪项外均为板蓝根的性状特征
    A. 根头部略膨大,可见轮状排列的暗绿色叶柄残基和密集的疣状突起
    B. 质坚实,不易折断
    C. 断面皮部黄白色
    D. 木质部黄色
    E. 气微,味微甜而后苦

152. 茯苓中具有抗肿瘤活性的成分是
    A. β-茯苓聚糖
    B. 茯苓次聚糖
    C. 茯苓酸
    D. 麦角甾醇
    E. 卵磷脂(磷脂酰胆碱)

153. 下列哪项不是茯苓的性状特征
    A. 呈类球形、椭圆形或不规则块状
    B. 外皮棕褐色至黑褐色,粗糙,有明显皱纹
    C. 体轻,能浮于水面
    D. 断面内部白色,少数淡红色
    E. 无臭,味淡,嚼之粘牙

154. 下列哪项不是灵芝(赤芝)的性状特征
    A. 菌盖半圆形、肾形,具环状棱纹和放射状皱纹
    B. 菌盖与菌柄表面紫黑色,有光泽,菌肉锈褐色
    C. 皮壳边缘薄,常向内卷曲
    D. 气微香,味微苦涩
    E. 菌柄扁圆柱形,红褐色至紫褐色,有漆样光泽

155. 血竭来源于
    A. 橄榄科
    B. 棕榈科
    C. 唇形科
    D. 百合科
    E. 伞形科

156. 甘草的甜味成分是
    A. 甘草酸的钾、钙盐
    B. 甘草次酸
    C. 甘草次酸甲酯
    D. 甘草苷
    E. 异甘草苷

157. 血竭的鉴别特征,不包括下列哪一项
    A. 粉末置白纸上,用火隔纸烘烤,颗粒融化
    B. 粉末置白纸上,用火隔纸烘烤,无扩散的油迹
    C. 粉末置白纸上,用火隔纸烘烤后,对光照视呈鲜艳的血红色
    D. 以火烧之则发生呛鼻烟气,有苯甲酸样香气
    E. 在热水中溶解,水变红色

158. 下列关于没药的描述,不正确的是
    A. 橄榄科植物没药树及同属其他植物树干皮部渗出的树脂
    B. 主产于非洲东北部、阿拉伯半岛

    C. 不规则的颗粒状或黏结成团块状,气香而特异
    D. 表面黑褐色或黄褐色,与水共研,可形成黄棕色乳状液
    E. 质坚脆,破碎面呈颗粒状

159. 安息香药材的原植物是
    A. 白花树
    B. 桉树
    C. 滨蒿
    D. 玉兰
    E. 黄花蒿

160. 乳香的药用部位为
    A. 胶树脂
    B. 单树脂
    C. 油胶树脂
    D. 油树脂
    E. 香树脂

161. 没药的药用部位为
    A. 单树脂
    B. 油树脂
    C. 油胶树脂
    D. 胶树脂
    E. 香树脂

162. 没药来源于
    A. 橄榄科
    B. 百合科
    C. 棕榈科
    D. 唇形科
    E. 伞形科

163. 冰片气味为
    A. 气微,味淡
    B. 气特异,味涩
    C. 微有草腥气,味淡
    D. 气清香,味辛、凉

E. 无臭,味涩、苦,略回甜

164. 药材北苍术与茅苍术横切面主要区别为
    A. 北苍术木栓层无石细胞带
    B. 皮层无油室
    C. 韧皮部宽大
    D. 皮层有纤维束,木质部纤维束大
    E. 纤维束与导管相间排列

165. 海金沙气味为
    A. 气微,味淡
    B. 气特异,味涩
    C. 微有草腥气,味淡
    D. 气清香,味辛、凉
    E. 无臭,味涩、苦,略回甜

166. 海金沙的药用部位是
    A. 花粉
    B. 孢子
    C. 果实
    D. 种子
    E. 加工品

167. 下列除哪项外均为药材儿茶的特点
    A. 来源于豆科植物儿茶
    B. 产于云南西双版纳
    C. 呈方块形或不规则块状,表面黑褐色或棕黑色,稍具光泽,无臭,味涩苦,略回甜
    D. 断面有细孔,遇潮有黏性
    E. 含儿茶荧光素

168. 下列除哪项外均为老芦荟的特点
    A. 不规则的块状,表面暗红褐色
    B. 富吸湿性
    C. 体重而脆
    D. 有特殊的臭气,味极苦
    E. 原植物为库拉索芦荟

169. 儿茶膏的特征不包括
    A. 产于云南西双版纳
    B. 豆科植物儿茶
    C. 呈方块状或不规则状,表面黑褐色或棕黑色,具光泽,无臭,味涩苦,略回甜
    D. 粉末含针状结晶
    E. 含儿茶荧光素

170. 一种海生动物体内病变分泌产物被称为龙涎香,这种海生动物是
    A. 海蜇
    B. 海龙
    C. 海马
    D. 抹香鲸
    E. 海龟

171. "鹦哥嘴"或"红小辫"是形容哪个药材的性状鉴别特征
    A. 党参
    B. 知母
    C. 防风
    D. 银柴胡
    E. 天麻

172. 脊部高耸成屋脊状的蛇是
    A. 蕲蛇
    B. 乌梢蛇
    C. 赤链蛇
    D. 金钱白花蛇
    E. 金环蛇

173. 牛黄中含量最多的成分为
    A. 胆酸
    B. 脂肪酸
    C. 胆固醇
    D. 胆汁色素
    E. 卵磷脂

174. 具有两个侧枝的马鹿茸习称

A. 单门
B. 三岔
C. 二杠
D. 四岔
E. 莲花

175. 对于"乌金衣"的论述正确的是
    A. 牛黄表面有一层颜色乌黑的胆汁,习称"乌金衣"
    B. 熊胆表面有一层黑色光亮的薄膜,习称"乌金衣"
    C. 麝香中的"当门子"表面有一层乌黑的薄膜,习称"乌金衣"
    D. 牛黄表面有一层黑色光亮的薄膜,习称"乌金衣"
    E. 麝香中的"当门子"表面颜色乌黑,习称"乌金衣"

176.《中华人民共和国药典》收载之龟板(龟甲)的药用部分是龟的
    A. 腹甲
    B. 躯干
    C. 四足
    D. 尾部
    E. 内脏

177. 不属于哺乳纲的药用动物是
    A. 鲸
    B. 穿山甲
    C. 海马
    D. 蝙蝠
    E. 刺猬

178. 下列药材中,其水液可使指甲染黄习称"挂甲"的是
    A. 麝香
    B. 斑蝥
    C. 蟾酥
    D. 牛黄

    E. 五灵脂

179. "通天眼"是指
    A. 羚羊角角尖有个开孔
    B. 羚羊角内有细孔道,从基部直通角尖
    C. 羚羊角顶端部分内有细孔道,直通角尖
    D. 羚羊角顶端部分内有细孔道,开孔于角尖
    E. 鹿茸角内有细孔道,从基部直通角尖

180. 麝香的主要化学成分为
    A. 麝香酮
    B. 降麝香酮
    C. 氨基酸
    D. 雄性酮
    E. 肽类

181. 干燥蛤蚧的眼和吻鳞的特征为
    A. 两眼凹陷,有眼睑,吻鳞切鼻孔
    B. 两眼凸出,有眼睑,吻鳞切鼻孔
    C. 两眼凹陷,无眼睑,吻鳞切鼻孔
    D. 两眼凹陷,无眼睑,吻鳞不切鼻孔
    E. 两眼凸出,无眼睑,吻鳞不切鼻孔

182. 天然牛黄为哺乳纲中一种动物的胆结石,这种动物是
    A. 黄牛
    B. 牦牛
    C. 小牛
    D. 犏牛
    E. 野牛

183. 蛤蚧有四足,四足均有五趾,五趾的特征是
    A. 五趾间仅具蹼迹,趾底面具吸盘
    B. 五趾间仅具蹼迹,趾底面无吸盘
    C. 五趾间不具蹼迹,趾底面无吸盘
    D. 五趾间仅具蹼迹,趾间有皮膜相连
    E. 五趾间不具蹼迹,趾底面具吸盘

184. 药材广地龙的动物来源是
    A. 通俗环毛蚓
    B. 威廉环毛蚓
    C. 参环毛蚓
    D. 栉盲环毛蚓
    E. 蚯蚓

185. 下列哪项不是广地龙的性状特征
    A. 呈长条状薄片,弯曲
    B. 全体具环节,背部棕褐色至紫灰色,腹部浅黄棕色
    C. 第14~16环节为生殖带,习称"白颈"
    D. 受精囊孔3对,在6/7~8/9环节间
    E. 体轻,略呈革质,不易折断

186. 下列关于水蛭药材的说法,不正确的是
    A. 来源为水蛭科动物的干燥体
    B. 原动物为蚂蟥,药材呈扁平的纺锤形,全体由许多环节构成
    C. 原动物为水蛭,药材呈扁长的圆柱形,断面无光泽
    D. 前吸盘较大,后吸盘不显著
    E. 气微腥

187. 药材石决明的原动物属于
    A. 珍珠贝科
    B. 鲍科
    C. 海龙科
    D. 牡蛎科
    E. 蚌科

188. "连珠斑"是指
    A. 乌梢蛇的背部有黑色斑纹
    B. 蕲蛇的背部有黑色斑纹
    C. 金钱白花蛇腹部有黑色斑纹
    D. 乌梢蛇的腹部有类圆形黑斑
    E. 蕲蛇的腹部有类圆形黑斑

189. 药材土鳖虫的来源为
    A. 蜚蠊科昆虫地鳖或冀地鳖的雌虫干燥体
    B. 芫青科昆虫地鳖或冀地鳖的雌虫干燥体
    C. 芫青科昆虫地鳖或冀地鳖的雄虫干燥体
    D. 鳖科昆虫地鳖或冀地鳖的雌虫干燥体
    E. 蜚蠊科昆虫地鳖或冀地鳖的雄虫干燥体

190. 药材斑蝥的来源是
    A. 斑蝥科动物斑蝥及小斑蝥的干燥虫体
    B. 芫青科动物斑蝥及小斑蝥的干燥虫体
    C. 斑蝥科动物南方大斑蝥及黄黑小斑蝥的干燥体
    D. 芫青科动物南方大斑蝥及黄黑小斑蝥的干燥体
    E. 斑蝥科动物斑蝥及小斑蝥的雌虫干燥体

191. 马鹿雄性未骨化的幼角习称
    A. 黄毛茸
    B. 青毛茸
    C. 灰毛茸
    D. 白毛茸
    E. 红毛茸

192. "佛指甲"是指
    A. 乌梢蛇尾部末端呈细长三角形
    B. 蕲蛇尾部末端呈细长三角形
    C. 金钱白花蛇尾部末端呈细长三角形
    D. 乌梢蛇尾部末端有一长三角形角质鳞片
    E. 蕲蛇尾部末端有一长三角形角质鳞片

193. 除下列哪项外,都是药材乌梢蛇的特点
    A. 来自于游蛇科的干燥体
    B. 表面黑褐色或绿黑色,背鳞行数成双,有两条纵贯全体的黑线

C. 头三角形,脊部高耸成屋脊状

D. 尾部渐细而长,尾下鳞双行

E. 显微镜下观察,背鳞的鳞片黄棕色,具纵直条纹

194. 麝香仁粉末用水合氯醛装片,显微观察,可见

A. 散有簇晶,并可见圆形油滴及石细胞

B. 散有方形、柱形或不规则的晶体,并可见圆形油滴

C. 散有针晶、纤维,并可见圆形油室

D. 散有方形、柱形或不规则的晶体,有油管

E. 散在小形簇晶或不规则的晶体,有乳管、石细胞

195. 花鹿茸二杠的皮色与锯口面的特点是

A. 外皮灰黑色,锯口面有致密的小孔,外围无骨质

B. 外皮红黄色,锯口外围多已骨化

C. 外皮灰黑色,锯口中间孔变大

D. 外皮红棕色,锯口面有致密的小孔,外围无骨质

E. 外皮黑棕色,锯口外围多已骨化

196. 目前商品习称的"当门子"是指

A. 毛壳麝香内的核心团块

B. 麝香仁中呈不规则圆形或颗粒状者

C. 位于囊口的麝香颗粒

D. 活体香囊中挖出的第一块麝香

E. 粉末状的麝香仁

197. 表面色为他色的矿物药为

A. 朱砂

B. 紫石英

C. 信石

D. 石膏

E. 云母

198. 朱砂的颜色和质地为

A. 黄红色或黄色,有光泽,质重而坚

B. 黄红色或黄色,无光泽,质重而脆

C. 鲜红或暗红色,有光泽,质重而脆

D. 黄绿色或黄色,质松易碎

E. 红色或橙红色,质松易碎

二、B型题(标准配伍题)

答题说明:

以下提供若干组考题,每组考题共用在考题前列出的A、B、C、D、E五个备选答案。请从中选择一个与问题关系最密切的答案。某个备选答案可能被选择一次、多次或不被选择。

(199~200题共用备选答案)

A. 蒸或沸水中烫至无白心,晒干

B. 直接晒干

C. 去皮,蒸或煮至透心,晒干

D. 立即清洗,除去粗皮,蒸透心,低温干燥

E. 去外皮及须根,熏硫后晒干

199. 山药的加工方法是

200. 天麻的加工方法是

(201~202题共用备选答案)

A. 环状

B. 略呈方形

C. 类多角形

D. 波状

E. 不规则状

201. 杭白芷的形成层呈

202. 川乌的形成层呈

(203~204题共用备选答案)

A. 乳汁管

B. 油室

C. 油管

D. 油细胞

E. 树脂道
203. 三七粉末中可见
204. 当归粉末中可见

(205～206题共用备选答案)
A. 大型草酸钙簇晶
B. 草酸钙砂晶
C. 草酸钙杆状结晶
D. 细小草酸钙针晶
E. 草酸钙方晶
205. 龙胆薄壁细胞中含有
206. 牛膝薄壁细胞中含有

(207～208题共用备选答案)
A. 天南星
B. 莪术
C. 石菖蒲
D. 百部
E. 知母
207. 药用部分为块根,含多种生物碱的药材是
208. 药用部位为根茎,含多种皂苷的药材是

(209～210题共用备选答案)
A. 浙贝母
B. 天冬
C. 麦冬
D. 知母
E. 黄精
209. 长条状,略扁,一端有金包头,味微甜,略苦带黏性的药材是
210. 呈长纺锤形,长1.5～3cm,对光透视有一条不透明的木心,味甜,微苦的药材是

(211～212题共用备选答案)
A. 锯蚓科
B. 鲍科
C. 壁虎科
D. 芫青科
E. 鳖蠊科

211. 地龙的原动物科名是
212. 石决明的原动物科名是

(213～214题共用备选答案)
A. 类圆柱形或羊角状,表面灰黄色或棕褐色,气特异似焦糖
B. 不规则的团块或长圆形,表面棕黑色或棕灰色
C. 圆柱形,略弯曲,表面灰棕色至暗棕色,有较密的环状节,味极苦
D. 扁圆柱形,表面灰黄色,外皮横向断裂而露出木部,形似连珠
E. 根茎粗短,下生根数条,表面棕红色或暗棕红色
213. 巴戟天性状特征是
214. 胡黄连性状特征是

(215～216题共用备选答案)
A. 卵圆形、长卵形或长纺锤形,断面金黄色
B. 不规则的结节状,断面黄色,颗粒性
C. 长条形,表面黄棕色,环节密生黄棕色叶残基
D. 纺锤形,表面棕褐色,有环节,节上有棕色毛须
E. 类球形或椭圆形,断面黄白色,粉性,有细孔
215. 射干性状特征是
216. 泽泻性状特征是

(217～218题共用备选答案)
A. 山西、陕西、甘肃、四川
B. 江苏、湖北、河南
C. 云南
D. 浙江、安徽、湖北
E. 福建、江西、四川
217. 党参主产于
218. 木香主产于

(219～220题共用备选答案)
A. 浙江
B. 四川、西藏、云南
C. 福建、四川
D. 浙江、安徽、四川
E. 四川、云南、贵州

219. 白芍主产于
220. 天麻主产于

(221～222题共用备选答案)
A. 薯蓣科,根茎
B. 鸢尾科,根茎
C. 兰科,块茎
D. 姜科,块根
E. 姜科,根茎

221. 天麻来源于
222. 白及来源于

(223～224题共用备选答案)
A. 气强烈芳香,味苦辛
B. 气清香,味甜微辛,嚼之略带黏性
C. 气微香,味苦,嚼之粘牙
D. 有特殊香气,味微甜
E. 香气特异,味辛、苦

223. 党参的气味是
224. 茅苍术的气味是

(225～226题共用备选答案)
A. 气微,味微苦
B. 气微辛,味麻辣
C. 气芳香,味微苦
D. 气微,味甘、苦
E. 气微,味甜,有黏性

225. 百部气味为
226. 泽泻气味为

(227～228题共用备选答案)
A. 气强烈芳香,味苦辛
B. 气微香,味苦,嚼之粘牙
C. 有特殊香气,味微甜
D. 气清香,味甜微辛,嚼之略带黏性
E. 香气特异,味微苦

227. 木香的气味为
228. 川木香的气味为

(229～230题共用备选答案)
A. 无臭,味微甘,略苦,嚼之带黏性
B. 无臭,味苦,嚼之有黏性
C. 味淡、微酸,嚼之发黏
D. 气香,味微苦而辛
E. 香气特异,味辛、苦

229. 知母的气味为
230. 莪术的气味为

(231～232题共用备选答案)
A. 内蒙古、甘肃、新疆
B. 山西、黑龙江、内蒙古
C. 吉林、辽宁、黑龙江
D. 云南、广西
E. 四川、陕西

231. 甘草的主要产地是
232. 三七的主要产地是

(233～234题共用备选答案)
A. 紫萁科
B. 鳞毛蕨科
C. 蚌壳蕨科
D. 乌毛蕨科
E. 球子蕨科

233. 绵马贯众的原植物为
234. 狗脊的原植物为

(235～236题共用备选答案)
A. 秦皮
B. 厚朴
C. 肉桂
D. 杜仲
E. 黄柏

235. 含有七叶树素等香豆精类化合物,该药材是
236. 含有具镇静作用的α、β-桉油醇,该药材是

(237~238题共用备选答案)
   A. 气微、味苦
   B. 香气浓烈,味甜、辣
   C. 气香,味辛辣、微苦
   D. 有清香气,味微苦
   E. 气微,味微甘

237. 药材厚朴的气味是
238. 药材肉桂的气味是

(239~240题共用备选答案)
   A. 断面在紫外灯下显亮黄色荧光
   B. 水浸液在日光下显碧蓝色荧光
   C. 醇提液点在滤纸上,干后紫外灯下显天蓝色荧光
   D. 断面在紫外灯下显黄色荧光
   E. 水提液在紫外灯下显蓝色荧光

239. 黄柏
240. 关木通

(241~242题共用备选答案)
   A. 剥去外层,迎光检视有闪烁的小亮点
   B. 内表面淡灰黄色或浅棕色,有细纵纹,常见发亮的结晶
   C. 内表面紫棕色或深紫褐色,划之显油痕;质地坚硬,断面富油性,有时可见细小发亮的结晶
   D. 断面中间有一黄棕色线纹,内侧红棕色油润
   E. 断面中间有多条黄棕色线纹

241. 厚朴药材的鉴别特征是
242. 肉桂药材的鉴别特征是

(243~244题共用备选答案)
   A. 簇晶

B. 方晶
C. 针晶
D. 沙晶
E. 柱晶

243. 药材厚朴的粉末中有
244. 药材牡丹皮的粉末中有

(245~246题共用备选答案)
   A. 以叶完整,色紫,香气浓者为佳
   B. 以叶完整,色蓝绿者为佳
   C. 以叶片大,完整,色绿,梗少,无泥沙杂质者为佳
   D. 以叶完整,色绿,叶厚者为佳
   E. 以完整,色绿者为佳

245. 枇杷叶的性状特点是
246. 紫苏叶的性状特点是

(247~248题共用备选答案)
   A. 芸香科
   B. 十字花科
   C. 豆科
   D. 木犀科
   E. 棕榈科

247. 大青叶的原植物科名是
248. 番泻叶的原植物科名是

(249~250题共用备选答案)
   A. 夹竹桃科
   B. 豆科
   C. 菊科
   D. 水龙骨科
   E. 十字花科

249. 石韦来源于
250. 艾叶来源于

(251~252题共用备选答案)
   A. 夹竹桃科
   B. 豆科
   C. 蔷薇科

D. 水龙骨科
E. 十字花科
251. 番泻叶来源于
252. 枇杷叶来源于

(253~254题共用备选答案)
A. 气香,味苦、带辛辣感
B. 香气浓郁,味辛辣,微有麻舌感
C. 无臭,味苦
D. 有清香气,味微苦
E. 气清香,味微苦而带黏性,嚼之呈棉絮状

253. 丁香的气味是
254. 金银花的气味是

(255~256题共用备选答案)
A. 花粉粒,圆球状,表面光滑,直径大,约100μm
B. 花粉粒圆球形或椭圆形,表面有短刺及疣状雕纹
C. 花粉粒类球形或椭圆形,表面有网状雕纹
D. 花粉粒球形,表面具细刺状突起
E. 花粉粒极面观呈三角形,赤道面观双凸镜形

255. 金银花花粉粒特征是
256. 丁香花花粉粒特征是

(257~258题共用备选答案)
A. 油室众多,大至200μm,含黄色油状物,多破碎
B. 柱头顶端表皮细胞密集成绒毛状
C. 腺毛有两种,一种头部呈倒圆锥形,顶部略平坦,由10~30个细胞排成2~4层,柄2~6个细胞;另一种头部呈倒三角形,由4~20个细胞排列组成,柄2~4个细胞
D. 具管道状分泌细胞,内含红棕色物
E. 花粉粒外壁有细点状条形雕纹,自两

极向四周呈放射状排列

257. 金银花显微特征有
258. 丁香显微特征有

(259~260题共用备选答案)
A. 茎呈细长圆柱形,常盘绕成团,味淡
B. 茎呈长圆锥形,味微苦
C. 茎圆柱形,嚼之有黏性
D. 茎呈螺旋形或弹簧状,嚼之有黏性
E. 茎扁圆柱形,表面有深纵沟,味苦

259. 药材耳环石斛的特点是
260. 药材金钗石斛的特点是

(261~262题共用备选答案)
A. 药用部位为带叶的茎枝,气无,味淡微涩
B. 为三白草科植物的全草,味微涩
C. 为小檗科的地上部分,无臭,味微苦
D. 为蔷薇科植物龙芽菜的地上部分,气微,味淡
E. 为禾本科植物的茎叶,叶鞘开裂,叶脉平行,气微,味淡

261. 鱼腥草的来源及气味为
262. 淡竹叶的来源及气味为

(263~264题共用备选答案)
A. 广藿香
B. 薄荷
C. 荆芥
D. 益母草
E. 穿心莲

263. 主含生物碱的药材是
264. 有抗菌和抗钩端螺旋体作用的药材是

(265~266题共用备选答案)
A. 麻黄科
B. 水龙骨科
C. 马兜铃科
D. 小檗科

E. 报春花科
265. 金钱草来源于
266. 淫羊藿来源于

(267~268题共用备选答案)
A. 子座中央充满菌丝,每个子囊内有2~8个线形子囊孢子;子座具不育顶端
B. 菌丝细长有分支,无色或棕色,不含草酸钙晶体及淀粉粒
C. 菌丝大多无色,含草酸钙结晶极多
D. 菌丝大多无色,含草酸钙结晶及淀粉粒极多,还有少量纤维
E. 子座中央充满菌丝,每个子囊内有2~8个线形子囊孢子;子座具能育顶端
267. 冬虫夏草的显微特征是
268. 茯苓的显微鉴别特征是

(269~270题共用备选答案)
A. 广东、广西、台湾
B. 陕西、云南
C. 四川、青海、西藏
D. 安徽、云南、湖北
E. 吉林、辽宁、黑龙江
269. 冬虫夏草主产于
270. 茯苓主产于

(271~272题共用备选答案)
A. 呈三叉状分枝,两侧有细短的侧枝密生
B. 呈二叉状分枝,粗枝表面有明显的环状裂纹
C. 呈乳头状、泪滴状或不规则小块,淡黄色,与水共研形成白色乳状液
D. 呈不规则颗粒状或黏结成团块,表面红棕色,与水共研形成黄棕色乳状液,遇硝酸呈紫色
E. 主产于印度尼西亚和马来西亚,来源为棕榈科植物果实中渗出的红色树脂
271. 没药为
272. 血竭为

(273~274题共用备选答案)
A. 香树脂
B. 油树脂
C. 胶树脂
D. 油胶树脂
E. 混合树脂
273. 安息香药材属于
274. 阿魏药材属于

(275~276题共用备选答案)
A. 会缕梅科
B. 伞形科
C. 棕榈科
D. 橄榄科
E. 安息香科
275. 阿魏来源于
276. 苏合香来源于

(277~278题共用备选答案)
A. 左旋龙脑
B. 右旋龙脑
C. 薄荷脑
D. 异龙脑
E. 樟脑
277. 冰片主要含
278. 天然冰片主要含

(279~280题共用备选答案)
A. 爵床科
B. 豆科
C. 茜草科
D. 漆树科
E. 百合科
279. 五倍子寄主的原植物来源于
280. 芦荟药材原植物属于

(281~282题共用备选答案)
A. 孢子
B. 去皮枝、干的干燥煎膏

C. 带叶嫩枝的干燥煎膏

D. 叶上的虫瘿

E. 叶的汁液浓缩干燥物

281. 芦荟的药用部位为

282. 五倍子的药用部位为

(283~284题共用备选答案)

A. 以蓝色均匀,体轻能浮于水面,火烧时产生紫红色烟雾时间长者为佳

B. 以色黑褐,不糊不碎,尝之收涩性强者为佳

C. 均以个大、完整、色灰褐、壁厚者为佳

D. 以片大而薄、色洁白、质松脆、清香气浓者为佳

E. 以质轻、色黄棕、有光滑感、无杂质者为佳

283. 海金沙

284. 青黛

(285~286题共用备选答案)

A. 无臭、无味

B. 微有特异臭气,火烧时有强烈蒜臭气

C. 无臭、味微涩

D. 无臭、味苦、咸

E. 无臭、味甘

285. 朱砂药材的气味是

286. 芒硝药材的气味是

(287~288题共用备选答案)

A. 滑石

B. 信石

C. 雄黄

D. 石膏

E. 磁石

287. 表面灰黑色,有土腥气,无味的药材是

288. 表面具黄色和红色的彩晕的药材是

(289~290题共用备选答案)

A. 含水硫酸钠

B. 硫化汞

C. 含水硫化钙

D. 硫化砷

E. 三氧化二砷

289. 雄黄的主成分是

290. 芒硝的主成分是

(291~292题共用备选答案)

A. 马尾藻科植物的藻体

B. 麦角菌科植物,药用子座和幼虫尸体的复合体

C. 松萝科植物的地衣体

D. 多孔菌科植物的菌核

E. 多孔菌科植物的子实体

291. 灵芝为

292. 冬虫夏草为

(293~294题共用备选答案)

A. 四川、贵州、吉林、辽宁

B. 四川、湖北、浙江、江西

C. 安徽、河南、四川、山东

D. 湖北、四川、贵州、云南、陕西

E. 广东、广西

293. 厚朴的主产地是

294. 肉桂的主产地是

参 考 答 案

1. D	2. A	3. D	4. B	5. B	6. B	7. C	8. E	9. E	10. D
11. E	12. D	13. B	14. D	15. C	16. E	17. E	18. B	19. A	20. E
21. E	22. C	23. B	24. A	25. B	26. D	27. D	28. B	29. A	30. A

31. B	32. B	33. C	34. D	35. E	36. A	37. B	38. E	39. C	40. B
41. D	42. C	43. E	44. D	45. A	46. D	47. C	48. C	49. E	50. A
51. C	52. D	53. B	54. C	55. D	56. B	57. A	58. E	59. D	60. D
61. B	62. E	63. C	64. E	65. C	66. C	67. E	68. E	69. D	70. B
71. C	72. C	73. D	74. B	75. C	76. B	77. A	78. C	79. A	80. D
81. A	82. B	83. B	84. C	85. B	86. C	87. C	88. B	89. E	90. B
91. C	92. C	93. B	94. B	95. D	96. D	97. A	98. C	99. A	100. B
101. C	102. A	103. D	104. C	105. B	106. D	107. A	108. B	109. E	110. D
111. B	112. D	113. D	114. D	115. B	116. C	117. B	118. C	119. E	120. A
121. A	122. E	123. B	124. B	125. E	126. E	127. A	128. E	129. B	130. E
131. A	132. B	133. A	134. E	135. C	136. C	137. E	138. D	139. D	140. C
141. B	142. E	143. D	144. A	145. D	146. C	147. E	148. B	149. A	150. D
151. B	152. B	153. C	154. B	155. B	156. A	157. E	158. D	159. A	160. C
161. C	162. A	163. D	164. D	165. A	166. B	167. E	168. C	169. E	170. D
171. E	172. B	173. D	174. E	175. D	176. A	177. C	178. D	179. C	180. A
181. D	182. A	183. A	184. C	185. D	186. D	187. B	188. E	189. A	190. D
191. B	192. E	193. C	194. B	195. D	196. B	197. B	198. C	199. E	200. D
201. B	202. C	203. E	204. B	205. D	206. B	207. D	208. E	209. D	210. C
211. A	212. B	213. D	214. C	215. B	216. E	217. A	218. C	219. D	220. E
221. C	222. C	223. D	224. E	225. D	226. A	227. E	228. B	229. A	230. D
231. A	232. D	233. B	234. C	235. A	236. B	237. C	238. B	239. A	240. C
241. C	242. D	243. B	244. A	245. D	246. A	247. B	248. C	249. D	250. C
251. B	252. C	253. D	254. D	255. D	256. E	257. C	258. A	259. D	260. E
261. B	262. E	263. D	264. E	265. E	266. D	267. A	268. B	269. C	270. D
271. D	272. E	273. A	274. D	275. B	276. A	277. A	278. B	279. D	280. E
281. E	282. D	283. E	284. A	285. A	286. D	287. E	288. B	289. D	290. A
291. E	292. B	293. B	294. E						

中药药剂学

一、A 型题（单句型最佳选择题）

答题说明：

以下每一道考题下面有 A、B、C、D、E 五个备选答案。请从中选择一个最佳答案。

1. 西药处方中纠正主药副作用的药物称
   A. 君药
   B. 佐药
   C. 臣药
   D. 使药
   E. 辅药

2. 由医院药房与医师根据经常的医疗需要互相协商所制定的处方是
   A. 医师处方
   B. 协定处方
   C. 法定处方
   D. 经方
   E. 验方

3. 将原料药加工制成适合于医疗或预防应用的形式，称为
   A. 中成药
   B. 新药
   C. 制剂
   D. 药品
   E. 剂型

4. 下列不属于黏膜给药剂型的是
   A. 透皮贴膏
   B. 含漱剂
   C. 滴眼剂
   D. 舌下片剂
   E. 滴鼻剂

5. 《中华人民共和国药典》中不收载下列哪类药品
   A. 中药材
   B. 中药单方制剂
   C. 放射性药品
   D. 兽用药品
   E. 生化药品

6. 药品生产和质量全面管理的通用准则是
   A. 药典
   B. 部颁标准
   C. 局颁标准
   D. 药品非临床安全性质量管理规范
   E. 药品生产质量管理规范

7. 下列适用于紫外线灭菌的是
   A. 片剂
   B. 操作室内空气及物体表面
   C. 羊毛脂
   D. 滑石粉
   E. 合剂

8. 下列需要加入抑菌剂的是
   A. 药物的灭菌粉末

B. 固体药物
C. 无菌操作法制备的滴眼液
D. 静脉注射液
E. 脊髓注射液

A. pH 4 以下
B. pH 6 以下
C. pH 7 以下
D. pH 8 以下
E. pH 10 以下

9. 我国历史上由国家颁发的第一部中药制剂规范是
   A.《新修本草》
   B.《本草纲目》
   C.《神农本草经》
   D.《本草经集注》
   E.《太平惠民和剂局方》

14. 下列哪个方面不是药物可能被微生物污染的途径
    A. 操作人员
    B. 药用辅料
    C. 制药设备
    D. 制药环境
    E. 外包装材料

10. 药物配伍取协同作用的是
    A. 相畏
    B. 相杀
    C. 随行
    D. 相反
    E. 相使

15. 灭菌能力强,公认为最可靠的灭菌方法是
    A. 干热灭菌法
    B. 热压灭菌法
    C. 低温间歇灭菌法
    D. 流通蒸气灭菌法
    E. 煮沸灭菌法

11. 对药典的论述不正确的是
    A. 反映了国家药物生产、医疗和科技的水平
    B. 具有法律的约束力
    C. 药典颁布的内容,一般每隔几年修订一次
    D. 一般收载疗效确切、不良反应少、质量稳定的药物
    E.《中华人民共和国药典》现已有 7 个版本,每个版本均分 2 部

16. 能全部通过 5 号筛,并含有能通过 6 号筛不少于 95% 的粉末属
    A. 粗粉
    B. 细粉
    C. 中粉
    D. 最细粉
    E. 极细粉

17. 粉体流速反映的是
    A. 粉体的流动性
    B. 粉体的空隙度
    C. 粉体的润湿性
    D. 粉体的比表
    E. 粉体的粒密度

12. 活性炭灭菌应采用
    A. 热压灭菌
    B. 紫外线灭菌
    C. 干热空气灭菌
    D. 滤过除菌
    E. 流通蒸汽灭菌法

18. 下列溶剂,既可以作为脱脂剂,又可以作为脱水剂的是
    A. 醋酸乙酯

13. 苯甲酸和苯甲酸钠最适防腐条件为

B. 丙酮
C. 石油醚
D. 氯仿
E. 苯

19. 渗漉法和浸渍法常用的溶媒为
    A. 水
    B. 不同酸度水
    C. 不同碱度水
    D. 不同浓度乙醇
    E. 氯仿或丙酮

20. 黄精、玉竹等树脂树胶类药,粉碎时可采用
    A. 水飞法
    B. 蒸馏
    C. 加液研磨法
    D. 低温粉碎
    E. 串油粉碎

21. 属于加压滤过法的是
    A. 布氏漏斗
    B. 砂滤棒
    C. 板框压滤机
    D. 蝶式离心机
    E. 搪瓷漏斗

22. 新鲜动物药材的脱脂或脱水可用
    A. 丙酮
    B. 石油醚
    C. 苯
    D. 氯仿
    E. 乙醚

23. 物料在高真空和低温条件下的干燥是
    A. 微波干燥
    B. 沸腾干燥
    C. 喷雾干燥
    D. 红外干燥
    E. 冷冻干燥

24. 下列不能采用水飞法粉碎的是
    A. 滑石粉
    B. 珍珠
    C. 硼砂
    D. 炉甘石
    E. 朱砂

25. 适于热敏性物料干燥的方法不包括
    A. 鼓式干燥
    B. 减压干燥
    C. 喷雾干燥
    D. 冷冻干燥
    E. 红外干燥

26. 喷雾干燥与沸腾干燥的区别在于
    A. 干燥速度快
    B. 产品质量好
    C. 适合于大规模生产
    D. 物料在一定速度的热气流中进行热交换
    E. 适用于一定浓度的液态物料干燥

27. 存在于物料表面的润湿水及物料空隙中和粗大毛细管中的水分为
    A. 结合水
    B. 非结合水
    C. 平衡水
    D. 非平衡水
    E. 自由水

28. 利用高速流体粉碎的是
    A. 球磨机
    B. 柴田粉碎机
    C. 锤击式粉碎机
    D. 万能粉碎机
    E. 流能磨

29. 中药汤剂为
    A. 真溶液
    B. 乳悬液

C. 胶体溶液

D. 乳浊液

E. 真溶液、胶体溶液、乳浊液、混悬的混合液

30. 下列精制方法中，常会使用到壳聚糖的是

 A. 水醇法

 B. 大孔树脂精制法

 C. 吸附澄清法

 D. 醇水法

 E. 超滤法

31. 儿科用散剂应通过

 A. 5号筛

 B. 8号筛

 C. 7号筛

 D. 6号筛

 E. 9号筛

32. 下列不属于冷冻干燥特点的是

 A. 高真空下干燥

 B. 成品多孔疏松

 C. 低温下干燥

 D. 操作过程中只降温，不升温

 E. 又称为升华干燥

33. 下列正确的浸出过程是

 A. 浸润、溶解

 B. 浸润、溶解、过滤、浓缩、干燥

 C. 浸润、渗透、解吸、溶解、扩散

 D. 浸润、渗透、解吸、溶解

 E. 浸润、渗透、扩散、置换、乳化

34. 植物性药物浸提主要靠

 A. 浸提压力

 B. 扩散时间

 C. 扩散面积

 D. 扩散系数

 E. 浓度梯度

35. 三效浓缩的真空度一般为

 A. Ⅰ效＞Ⅱ效＞Ⅲ效

 B. Ⅱ效＞Ⅰ效＞Ⅱ效

 C. Ⅲ效＞Ⅱ效＞Ⅰ效

 D. Ⅰ效＞Ⅲ效＞Ⅱ效

 E. Ⅱ效＞Ⅲ效＞Ⅰ效

36. 对离子交换树脂叙述错误的是

 A. 可以制备纯水

 B. 含有极性与非极性基团两部分

 C. 可用于离子型活性成分的分离精制

 D. 只允许阴离子通过

 E. 不溶于水，但能吸水膨胀

37. 盐析法中盐析的原理是

 A. 无机盐的加入导致蛋白质类成分的水化层脱水，溶解度降低而沉淀

 B. 形成高浓度的盐溶液使某些小分子物质溶解度降低析出

 C. 可减少中药材中水溶性杂质成分的提取

 D. 由于无机盐的加入使皂苷类成分的水化层脱水，溶解度降低而沉淀

 E. 调节溶液 pH 值在蛋白质等电点附近，溶解度降低而沉淀

38. 提高干燥速率的方法不包括

 A. 降低湿度

 B. 加大蒸发表面积

 C. 提高温度，加速表面水分蒸发

 D. 加大热空气流动

 E. 根据物料性质选择适宜的干燥速度

39. 在水提液中加入明胶溶液后，加不同浓度乙醇，滤过。此种方法可以去除药液中

 A. 热原

 B. 鞣质

 C. 细菌

 D. 蛋白质

 E. 色素

40. 以下微孔滤膜所截留粒径范围为
    A. 0.1～1μm
    B. 7～9μm
    C. 2～5μm
    D. 10～12μm
    E. 0.1～10μm

41. 微波干燥不适于
    A. 饮片
    B. 蜜丸
    C. 散剂
    D. 水丸
    E. 滴丸

42. 碘化钾在复方碘口服液中的作用是
    A. 增溶剂
    B. 助悬剂
    C. 助溶剂
    D. 主药
    E. 反絮凝剂

43. 中药糖浆剂的含蔗糖量不低于(g/mL)
    A. 25
    B. 35
    C. 45
    D. 55
    E. 60

44. 在制备薄荷水的工艺中,加入精制滑石粉作为
    A. 分散剂
    B. 助流剂
    C. 润湿剂
    D. 润滑剂
    E. 抗黏剂

45. 以下各种表面活性剂中,毒性最小的是
    A. 月桂醇硫酸钠
    B. 土耳其红油
    C. 卖泽类
    D. 氯苄烷铵
    E. 新洁尔灭

46. 口服混悬剂,应检查沉降体积比,其数值不低于
    A. 0.6
    B. 0.8
    C. 0.7
    D. 0.9
    E. 1.0

47. 溶液型液体药剂不包括
    A. 复方碘口服溶液
    B. 甘油剂
    C. 金银花露
    D. 炉甘石洗剂
    E. 风油精

48. 错误论述增加药物溶解度方法的是
    A. 将被增溶药物根据其极性大小,以不同方式与胶束结合,进入胶束的不同部位,而使药物的溶解度增大
    B. 增溶剂的性质、用量、使用方法会影响增溶效果
    C. 被增溶药物的性质、溶液的pH值及电解质会影响增溶效果
    D. 增溶是在表面活性剂的作用下,难溶性药物在水中的溶解度增大并形成澄清、混悬或乳化的过程
    E. 增溶是表面活性剂分子在溶液中缔合形成胶束后的重要特性

49. 通常增加药物溶解度的方法不包括
    A. 加增溶剂
    B. 加助溶剂
    C. 降低温度
    D. 制成盐类
    E. 应用混合溶剂

50. 正确论述了混悬性液体药剂的是
    A. 混悬性液体药剂属于动力学稳定体系
    B. 混悬性液体药剂属于热力学稳定体系
    C. 混悬性液体药剂也包括难溶性药物与适宜辅料制成粉末状物或粒状物,临用时加水振摇分散成液体的药剂
    D. 毒性小的药物不宜制成混悬液,但剂量小的药物可以
    E. 混悬液的制备方法有机械法和溶解法

51. 常用混悬型液体药剂的附加剂不包括
    A. 润湿剂
    B. 乳化剂
    C. 絮凝剂
    D. 反絮凝剂
    E. 助悬剂

52. 混悬型液体药剂中应用枸橼酸盐、酒石酸盐可以
    A. 润湿
    B. 乳化
    C. 絮凝与反絮凝
    D. 分散
    E. 助悬

53. 混悬型液体药剂的制备方法为
    A. 干胶法
    B. 湿胶法
    C. 新生皂法
    D. 分散法
    E. 机械法

54. 溶胶的制备方法为
    A. 干胶法
    B. 湿胶法
    C. 凝聚法
    D. 新生皂法
    E. 机械法

55. 产生起昙现象的原因为
    A. 含聚氧乙烯基的非离子型表面活性剂的聚氧乙烯助溶作用
    B. 含聚氧乙烯基的非离子型表面活性剂的聚氧乙烯与水分子形成的范德华力
    C. 含聚氧乙烯基的非离子型表面活性剂的聚氧乙烯与水分子形成的氢键
    D. 含聚氧乙烯基的非离子型表面活性剂的聚氧乙烯与水分子形成的共轭双键
    E. 含聚氧乙烯基的非离子型表面活性剂的聚氧乙烯电荷作用

56. 下列表面活性剂毒性最大的是
    A. 苯扎溴铵
    B. 平平加O
    C. 西土马哥
    D. 阿洛索－OT
    E. 吐温－60

57. 西白林属于
    A. 阴离子表面活性剂
    B. 阳离子表面活性剂
    C. 非离子表面活性剂
    D. 两性离子表面活性剂
    E. 三性离子表面活性剂

58. 卵磷脂属于
    A. 阴离子表面活性剂
    B. 阳离子表面活性剂
    C. 非离子表面活性剂
    D. 两性离子表面活性剂
    E. 三性离子表面活性剂

59. 下列错误论述高分子溶液的是
    A. 以单分子形式分散于分散介质中
    B. 为热力学稳定体系
    C. 属于均相体系
    D. 高分子化合物分散于非极性溶剂中形成的溶液称为高分子非水溶液

E. 多采用分散法和凝聚法制备

60. 制备某乳剂采用司盘-80、卖泽-49、阿拉伯胶各10g作为混合乳化剂,试计算此混合乳剂的HLB值(司盘-80的HLB=4.3;卖泽-49的HLB=15;阿拉伯胶的HLB=8)
   A. 3.1
   B. 5.5
   C. 4.3
   D. 8
   E. 9.1

61. 下列对混悬液的稳定性没有影响的是
   A. 微粒的沉降
   B. 压力的影响
   C. 微粒间的排斥力与吸引力
   D. 微粒增长与晶型转变
   E. 温度的影响

62. 起浊现象是
   A. 所有表面活性剂的一种特性
   B. 非离子型表面活性剂的一种特性
   C. 含聚氧乙烯基的非离子型表面活性剂的一种特性
   D. 两性离子型表面活性剂的特性
   E. 阴离子型表面活性剂的特性

63. 制备炉甘石洗剂时,加入羧甲基纤维钠的目的为
   A. 增溶
   B. 助溶
   C. 乳化
   D. 絮凝
   E. 助悬

64. 下列关于混悬型药剂的论述正确的是
   A. 混悬型液体药剂是指大小在1~1000nm范围的分散相质点分散于分散介质中

B. 混悬型液体药剂也包括干混悬剂
C. 混悬型液体药剂属于动力学稳定体系,热力学不稳定体系
D. 混悬型液体药剂属于动力学不稳定体系,热力学稳定体系
E. 混悬型液体药剂属于动力学稳定体系,热力学稳定体系

65. 下列关于表面活性剂的论述,正确的是
   A. 无疏水基团
   B. 只有疏水基团
   C. 有疏水基团,有亲水基团
   D. 无亲水基团
   E. 只有亲水基团

66. 露剂实际上是
   A. 芳香水剂
   B. 糖浆
   C. 酊剂
   D. 气雾剂
   E. 汤剂

67. 下列不属于污染热原途径的是
   A. 从溶剂中带入
   B. 制备过程中的污染
   C. 从容器、用具、管道和装置等带入
   D. 从原料中带入
   E. 包装时带入

68. 采用热压灭菌法效果最好的蒸汽是
   A. 水蒸气
   B. 湿饱和蒸汽
   C. 饱和蒸汽
   D. 过热蒸汽
   E. 空气与热蒸汽1:1混合

69. 驱除注射剂安瓿空间的空气,可以采取
   A. 通入惰性气体
   B. 加入盐酸普鲁卡因

C. 加入焦亚硫酸钠

D. 通入纯净空气

E. 加入卵磷脂

70. 依地酸二钠在注射剂中的作用主要为
    A. 增溶剂
    B. 抑菌剂
    C. 渗透压调节剂
    D. pH 调节剂
    E. 防止药物氧化的附加剂

71. 供静脉用的注射液不得添加
    A. 乳化剂
    B. 抑菌剂
    C. 渗透压调节剂
    D. pH 调节剂
    E. 抗氧剂

72. 大量注入体内容易导致溶血的是
    A. 等渗注射液
    B. 低渗注射液
    C. 高渗注射液
    D. 等张注射液
    E. 既是等渗又是等张的注射液

73. 一般注射剂的 pH 值要求为
    A. 3~5
    B. 7.35~7.45
    C. 4~9
    D. 7~8
    E. 8~10

74. 配制 10000mL 某注射液，需加多少氯化钠才能调成等渗（该注射液的冰点下降度为 0.05℃）
    A. 100g
    B. 90g
    C. 87g
    D. 80g

E. 81g

75. 中药注射剂所用安瓿的处理工艺为
    A. 圆口→切割→灌水蒸煮→洗涤→干燥→灭菌
    B. 灌水蒸煮→切割→洗涤→圆口→灭菌
    C. 切割→圆口→灌水蒸煮→洗涤→干燥→灭菌
    D. 洗涤→切割→圆口→灌水蒸煮→干燥
    E. 切割→圆口→干燥→洗涤→灭菌

76. 下列关于注射剂质量要求的论述错误的是
    A. 溶液型注射剂应澄明
    B. 静脉输液应尽可能与血液等渗
    C. 用于配制注射液的半成品，不需要检查重金属和有害元素，在成品中检查
    D. 乳浊液型注射剂不能用于椎管注射
    E. 静脉推注用乳液型注射液分散相球粒的粒度不得大于 $5\mu m$

77. 输液剂的灭菌多采用
    A. 热压灭菌
    B. 紫外线灭菌
    C. 干热灭菌
    D. 微波灭菌
    E. 煮沸灭菌

78. 注射用油的质量要求中
    A. 皂化值越低越好
    B. 皂化值越高越好
    C. 酸值越高越好
    D. 酸值越低越好
    E. 碘值越高越好

79. 聚乙烯醇在滴眼液中的作用主要为
    A. pH 调节剂
    B. 金属螯合剂
    C. 黏度调节剂
    D. 抗氧剂

E. 渗透压调节剂

80. 下列论述热原性质,错误的是
   A. 靠温度不能破坏热原
   B. 具有不挥发性
   C. 可以被滤过
   D. 可以被吸附
   E. 溶于水

81. 大量注入低渗溶液可导致
   A. 红细胞不变
   B. 红细胞皱缩
   C. 红细胞聚集
   D. 溶血
   E. 药物乳化

82. 我国目前法定检查热原的方法是
   A. 家兔法
   B. 狗试验法
   C. 大鼠法
   D. 鸟类试验法
   E. A 和 B

83. 无菌区对洁净度的要求是
   A. 大于 10 万级
   B. 大于 1 万级
   C. 10 万级
   D. 1 万级
   E. 100 级

84. 氯霉素眼药水中加入硼酸的主要作用是
   A. 增溶
   B. 调节 pH 值
   C. 提高疗效
   D. 防腐
   E. 助溶

85. 输液剂不包括
   A. 鱼腥草注射液
   B. 复方氨基酸注射液
   C. 氯化钠注射液
   D. 脂肪乳注射液
   E. 右旋糖酐

86. 注射剂配制时常用药用炭处理,下列不正确的方法是
   A. 药用炭要 150℃干燥活化 2~3 小时
   B. 用量越多越好
   C. 选用针用规格的药用炭
   D. 药液中加入药用炭后,一般要煮沸搅拌 15 分钟
   E. 可以与白陶土合用

87. 在正清风痛宁注射液中,亚硫酸氢钠的作用是
   A. 抗氧剂
   B. 增溶剂
   C. 抑菌剂
   D. 金属离子络合剂
   E. 乳化剂

88. 《中华人民共和国药典》要求注射剂每毫升含杂菌数为
   A. 10 个以下
   B. 2 个以下
   C. 5 个以下
   D. 1 个以下
   E. 0 个

89. 配制注射剂用的溶剂是
   A. 纯化水
   B. 灭菌蒸馏水
   C. 注射用水
   D. 灭菌注射用水
   E. 制药用水

90. 无菌操作或低温灭菌的安瓿应用
   A. 120~140℃温度灭菌 1 小时

B. 180℃干热灭菌 1.5 小时

C. 200℃干热灭菌 30 分钟

D. 180℃干热灭菌 30 分钟

E. 170℃干热灭菌 1.5 小时

91. 为提高注射液稳定性,不可采用的方法是

　　A. 使用茶色容器

　　B. 调 pH 值

　　C. 加抗氧剂

　　D. 灌封时通 CO

　　E. 灌封时通纯净空气

92. 破坏热原用

　　A. 180℃,3~4 小时

　　B. 160℃~170℃,2 小时以上

　　C. 60℃~80℃,1 小时

　　D. 100℃,30~45 分钟

　　E. 115℃,30 分钟,表压 68.7kPa

93. 眼膏剂中的药物若为细粉,其粒径应

　　A. ≤75μm

　　B. ≤105μm

　　C. ≤100μm

　　D. ≤90μm

　　E. ≤85μm

94. 油脂性软膏基质不包括

　　A. 羊毛脂

　　B. 蜂蜡

　　C. 卡波普尔

　　D. 凡士林

　　E. 硅油

95. 下列不属于油脂性软膏基质的是

　　A. 硅酮

　　B. 凡士林

　　C. 聚乙二醇

　　D. 蜂蜡

　　E. 羊毛脂

96. 聚乙二醇作为软膏基质,其优点不包括

　　A. 药物释放和渗透较快

　　B. 吸水性好

　　C. 易于清洗

　　D. 长期使用可润滑、湿润皮肤

　　E. 化学性质稳定

97. 下列软膏基质中,药物吸收最好的是

　　A. 羊毛脂

　　B. 凡士林

　　C. 乳剂基质

　　D. 蜂蜡

　　E. 聚乙二醇

98. 下列水合作用最强的软膏基质是

　　A. 油脂性基质

　　B. W/O 型乳剂基质

　　C. O/W 型乳剂基质

　　D. 水溶性基质

　　E. 胶体型基质

99. 软膏中油脂性基质选用的灭菌方法最好是

　　A. 湿热灭菌法

　　B. 滤过除菌法

　　C. 干热空气灭菌法

　　D. 火焰灭菌法

　　E. 紫外线灭菌

100. 外用膏剂中药物透皮吸收过程包括

　　A. 浸润、渗透

　　B. 释放、穿透、吸收

　　C. 渗透、扩散

　　D. 解吸、溶解、扩散

　　E. 浸润、渗透、解吸、溶解、扩散

101. 下列错误论述眼膏剂的是

　　A. 应均匀、细腻

　　B. 在洁净、无菌条件下制备

　　C. 易涂布于眼部,便于药物分散和吸收

D. 对眼部无刺激性,无微生物污染

E. 可用不溶性药材应用适宜的方法制成细粉

102. 处方中如有乳香、没药、冰片等,黑膏药制备中在哪个工序加入为妥

A. 药材提取
B. 炼油
C. 下丹成膏
D. 去"火毒"
E. 摊涂

103. 黑膏药制备过程中反应生成脂肪酸铅盐的过程为

A. 药材提取
B. 炼油
C. 下丹成膏
D. 去"火毒"
E. 摊涂

104. 在水中浸泡以减轻刺激性的黑膏药制备过程为

A. 药材提取
B. 炼油
C. 下丹成膏
D. 去"火毒"
E. 摊涂

105. 黑膏药的工艺流程是

A. 炼油→下丹成膏→药料提取→去"火毒"→摊涂
B. 药料提取→去"火毒"→炼油→下丹成膏→摊涂
C. 药料提取→炼油→下丹成膏→去"火毒"→摊涂
D. 药料提取→炼油→去"火毒"→下丹成膏→摊涂
E. 药料提取→炼油→摊涂→下丹成膏→去"火毒"

106. 红丹是黑膏药制备的重要原料,其主要成分为

A. 三氧化铁
B. 四氧化三铅
C. 硫酸亚铁
D. 硫酸铜
E. 硅酸盐

107. 凡士林、羊毛脂在橡胶膏剂中的作用为

A. 乳化剂
B. 增黏剂
C. 填充剂
D. 软化剂
E. 润滑剂

108. 橡胶膏剂的制备方法为

A. 溶剂法
B. 研合法
C. 熔合法
D. 乳化法
E. 热熔法

109. 药物或药材提取物与适宜的亲水性基质及适宜辅料混匀后,涂布于裱褙材料上制成的外用贴膏剂为

A. 涂膜剂
B. 糊剂
C. 橡胶膏剂
D. 巴布剂
E. 白膏药

110. 药物与橡胶等基质混合后,涂布于裱褙材料上的外用制剂是

A. 硬膏剂
B. 透皮贴片剂
C. 巴布膏剂
D. 涂膜剂
E. 橡胶膏剂

111. 麝香在黑膏药制备时一般采取
    A. 与其他药一起提取
    B. 摊涂时以细粉加入
    C. 炼油时加入
    D. 单提
    E. 收膏时加入

112. 橡胶膏剂基质的主要原料是
    A. 氧化锌
    B. 松香
    C. 橡胶
    D. 凡士林
    E. 羊毛脂

113. 水溶性软膏基质不包括
    A. 甲基纤维素
    B. 聚丙烯酸
    C. 聚乙二醇
    D. 卡波普
    E. 凡士林

114. 需要进行软化点测定的是
    A. 软膏剂
    B. 巴布剂
    C. 黑膏药
    D. 眼膏剂
    E. 糊剂

115. 大豆磷脂属于表面活性剂的类型是
    A. 阴离子性表面活性剂
    B. 非离子性表面活性剂
    C. 阳离子性表面活性剂
    D. 两性离子性表面活性剂
    E. 天然的药用高分子

116. 以甘油明胶为基质的栓剂选用的润滑剂为
    A. 甘油
    B. 75%酒精
    C. 水
    D. 95%酒精
    E. 液状石蜡

117. 下列能够避免肝脏对药物首过作用的剂型是
    A. 软胶囊
    B. β-CD 包合物
    C. 骨架片
    D. 肠溶衣片
    E. 栓剂

118. 下列哪个不能单独作为栓剂的基质
    A. 甘油明胶
    B. 明胶
    C. 半合成山苍子油脂
    D. 聚乙二醇
    E. 可可豆脂

119. 药物的重量与同体积基质重量之比称为
    A. 热原
    B. 亲水亲油平衡值
    C. 昙点
    D. 等渗
    E. 置换价

120. 下列正确叙述肛门栓剂的是
    A. 需要进行溶散时限检查
    B. 能发挥局部与全身治疗作用
    C. 栓剂不能加入表面活性剂、稀释剂、吸收剂等
    D. 栓剂为半固体剂型
    E. 可以使全部药物避免肝脏首过

121. 可可豆脂具有
    A. 乳化能力
    B. 同质多晶性
    C. 吸附性能
    D. 高溶解性能

E. 强的可塑性

122. 下列对栓剂的叙述中,错误的是
    A. 可起局部作用
    B. 可起全身作用
    C. 是半固体制剂
    D. 栓剂中可加入表面活性剂
    E. 可避免药物对胃黏膜的刺激

123. 下列用热熔法制备栓剂的正确工艺流程是
    A. 基质熔融 + 药物→研匀→搓成型→包装
    B. 基质熔融 + 药物→混合→倾入模具中至稍溢出模口→取出→包装
    C. 基质熔融 + 药物→混合→倾入模具中至稍溢出模口→冷藏→取出→包装
    D. 基质 + 药物→混合→倾入模具中至稍溢出模口→成型
    E. 基质熔融 + 药物→混合→取出→包装

124. 以甘油明胶为基质的栓剂,不具备的特点是
    A. 体温时不熔融
    B. 适用于鞣酸等药物
    C. 具有弹性,不宜折断
    D. 药物溶出速度可由明胶、水、甘油三者的比例调节
    E. 阴道栓常用基质

125. 制备空胶囊壳时一般要加琼脂,琼脂的作用为
    A. 增塑
    B. 芳香矫味
    C. 着色
    D. 增加胶液的胶冻力
    E. 防腐

126. 软胶囊的崩解时限为
    A. 30 分钟
    B. 45 分钟
    C. 60 分钟
    D. 90 分钟
    E. 120 分钟

127. 下列正确论述了硬胶囊的是
    A. 胶囊剂的规格为数字越大,容积越大
    B. 囊材中含有明胶、甘油、二氧化钛、食用色素等
    C. 充填的药物一定是颗粒
    D. 充填好的硬胶囊不用除粉或打光
    E. 硬胶囊充填时不必考虑药料性质

128. 容积为 0.67mL 的硬胶囊是
    A. 00 号
    B. 0 号
    C. 1 号
    D. 2 号
    E. 3 号

129. 二氧化钛在软胶囊囊材中的作用是
    A. 黏合
    B. 增塑
    C. 增加胶的凝结力
    D. 遮光剂
    E. 防腐

130. 空胶囊壳的主要原料为
    A. 甘油
    B. 琼脂
    C. 柠檬黄
    D. 明胶
    E. 乙基香草醛

131. 空胶囊的制备流程大致为
    A. 溶胶→拔壳→干燥→蘸胶→截割→整理
    B. 溶胶→干燥→拔壳→截割
    C. 溶胶→蘸胶→干燥→拔壳→截割→整

理

D. 溶胶→干燥→蘸胶→拔壳→整理

E. 溶胶→蘸胶→干燥→拔壳→截割→整理→染色→固化

132. 相对于散剂、颗粒剂,胶囊剂的特殊检查为
A. 水分
B. 装量差异
C. 卫生学
D. 外观性状
E. 崩解时限

133. 硬胶囊剂应检查
A. 溶散时限
B. 崩解时限
C. 相对密度
D. 融变时限
E. 黏稠度

134. 制备肠溶胶囊时,加入甲醛的目的是
A. 增加弹性
B. 固化
C. 降低黏性
D. 增加渗透性
E. 增加稳定性

135. 容积为 0.48mL±10% 的硬胶囊是
A. 3 号
B. 2 号
C. 1 号
D. 0 号
E. 00 号

136. 水丸盖面操作的目的是
A. 使丸粒增大
B. 使丸粒表面光洁、致密、色泽均匀
C. 使丸粒崩解时限缩短
D. 使丸粒崩解时限延长

E. 使丸粒含菌量降低

137. 泛制水丸时,盖面包衣用药粉应通过
A. 3 号筛
B. 5 号筛
C. 4 号筛
D. 6 号筛
E. 10 号筛

138. 滴丸与其他固体剂型相比显著的特点为
A. 剂量准确
B. 自动化程度高
C. 可以包衣
D. 较易溶散,显效较快
E. 生物利用度高

139. 固体药物在滴丸基质中的分散状态不包括
A. 形成固态溶液
B. 形成固体溶液
C. 形成微细结晶
D. 形成亚稳定型结晶
E. 形成无定型状态

140. 滴丸制备时如采用甲基硅油作冷凝剂,则其采用的基质为
A. 硬脂酸
B. 单硬脂酸甘油酯
C. 氢化植物油
D. 蜂蜡
E. 硬脂酸钠

141. 水丸的制备工艺流程为
A. 原料准备→泛制成型→起模→盖面→干燥→选丸→包衣→打光→质量检查→包装
B. 原料准备→起模→泛制成型→盖面→干燥→选丸→质量检查→包装
C. 原料准备→起模→盖面→泛制成型→

选丸→质量检查→包装
D. 原料准备→起模→泛制成型→盖面→干燥→包衣→打光→选丸→质量检查→包装
E. 原料准备→起模→盖面→干燥→泛制成型→包衣→选丸→打光→质量检查→包装

142. 水丸起模、盖面或包衣用药粉应过
A. 3~4号筛
B. 4~5号筛
C. 5~6号筛
D. 6~7号筛
E. 8~9号筛

143. 在体内不溶散，制备时需要保温的是
A. 蜜丸
B. 糊丸
C. 蜡丸
D. 浓缩水蜜丸
E. 水蜜丸

144. 下列适宜制成胶囊剂的是
A. 药物的水溶液
B. 易风化药物
C. 易溶性药物
D. 油类药物
E. 易吸湿性药物

145. 下列药物制备水丸时,最好采用其药汁,除了
A. 生姜
B. 丝瓜络
C. 磁石
D. 白芍
E. 自然铜

146. 对于入肝经,活血散瘀、止痛的药物制备水丸时,常选用的赋形剂为

A. 酒
B. 药汁
C. 醋
D. 水
E. 糖液

147. 不可以作水丸赋形剂的是
A. 水
B. 米醋
C. 黄酒
D. 液状石蜡
E. 猪胆汁

148. 苏冰滴丸采用作为基质的物质是
A. 氢化植物油
B. 硬脂酸钠
C. 硬脂酸
D. 聚乙二醇6000
E. 甘油明胶

149. 对蜜丸丸条质量的论述,错误的是
A. 粗细适当
B. 长短一致
C. 表面光滑
D. 内部充实,无空隙
E. 粗细均匀

150. 颗粒剂的粒度不得超过
A. 12.0%
B. 9.0%
C. 5.0%
D. 15.0%
E. 8.0%

151. 薄膜衣优点不包括
A. 衣层牢固强度好
B. 生产周期短
C. 节省辅料
D. 对片剂崩解影响小

E. 外形美观

152. 下列对片剂包衣目的陈述中,不正确的是
　　A. 减少服药次数,降低不良反应
　　B. 增加药物稳定性
　　C. 提高药物溶出度
　　D. 改善外观
　　E. 避免配伍禁忌

153. 某批药品的干颗粒重1kg,加入4%的羧甲基淀粉钠及3%的滑石粉,制成片剂1万片,则每片的重量为
　　A. 0.17g
　　B. 0.26g
　　C. 0.34g
　　D. 0.11g
　　E. 0.14g

154. 用枸橼酸和碳酸氢钠作片剂的崩解剂,其作用机制是
　　A. 膨胀作用
　　B. 湿润作用
　　C. 毛细管作用
　　D. 产气作用
　　E. 酶解作用

155. 下列不属于润滑剂的是
　　A. 微粉硅胶
　　B. 滑石粉
　　C. 硬脂酸镁
　　D. 微晶纤维素
　　E. 硬脂酸

156. 下列不属于片剂中润湿剂与黏合剂的是
　　A. 淀粉浆
　　B. 糖浆
　　C. 乙醇
　　D. 胶浆
　　E. 硬脂酸镁

157. 表面活性剂在片剂中常用以
　　A. 润湿作用以促进片剂崩解
　　B. 稀释
　　C. 黏合
　　D. 吸收
　　E. 助溶

158. 在片剂中,淀粉常作为
　　A. 润滑剂
　　B. 湿润剂
　　C. 助流剂
　　D. 稀释剂
　　E. 干燥黏合剂

159. 口含片、咀嚼片的稀释剂最好选择
　　A. 淀粉
　　B. 糊精
　　C. 可压性淀粉
　　D. 磷酸氢钙
　　E. 糖粉

160. 片剂处方中如含有较多脂肪油或挥发油类药物,选用的吸收剂最好是
　　A. 乳糖
　　B. 糊精
　　C. 磷酸氢钙
　　D. 糖粉
　　E. 甘露醇

二、B型题（标准配伍题）

答题说明：
　　以下提供若干组考题,每组考题共用在考题前列出的A、B、C、D、E五个备选答案。请从中选择一个与问题关系最密切的答案。某个备选答案可能被选择一次、多次或不被选择。

（161～162题共用备选答案）
　　A. 润湿

B. 乳化
C. 助溶
D. 增溶
E. 潜溶

161. 促进液体在固体表面铺展或渗透的作用称为

162. 一些难溶于水的药物由于第二种物质的加入而使其在水中溶解度增加的现象称为

(163~164题共用备选答案)
A. 溶液剂
B. 溶胶
C. 混悬液
D. 乳浊液
E. 高分子溶液

163. 为非均相液体制剂,毒性药物或小剂量药物不宜采用

164. 热力学不稳定体系,容易产生分层、絮凝、破裂等现象

(165~166题共用备选答案)
A. 加液研磨法
B. 水飞法
C. 超微粉碎法
D. 低温粉碎
E. 混合粉碎

165. 樟脑、冰片等药物粉碎用
166. 珍珠粉碎用

(167~168题共用备选答案)
A. 加液研磨法
B. 水飞法
C. 超微粉碎法
D. 低温粉碎
E. 混合粉碎

167. 将物料与干冰或液化氮气混合再进行粉碎的方法为

168. 复方制剂中的多数药材粉碎时采用,粉碎与混合操作一并进行,效率高的方法为

(169~170题共用备选答案)
A. 最粗粉
B. 粗粉
C. 细粉
D. 最细粉
E. 极细粉

169. 全部通过1号筛,但混有能通过3号筛不超过20%的粉末为

170. 全部通过8号筛,并含有能通过9号筛不少于95%的粉末为

(171~172题共用备选答案)
A. 真空干燥
B. 冷冻干燥
C. 喷雾干燥
D. 鼓式干燥
E. 红外干燥

171. 有瞬间干燥作用的是
172. 常用于血清、抗生素等生物制品的干燥及制备注射用无菌粉末的是

(173~174题共用备选答案)
A. 真空干燥
B. 冷冻干燥
C. 喷雾干燥
D. 鼓式干燥
E. 沸腾干燥

173. 干燥品呈薄片状,可连续生产,适用于中药浸膏的干燥和膜剂的制备的是

174. 适用于湿粒性物料干燥,干燥时呈沸腾状的是

(175~176题共用备选答案)
A. 减压浓缩
B. 常压浓缩
C. 薄膜浓缩
D. 加压浓缩

E. 多效浓缩
175. 采用蒸发时形成薄膜和泡沫增加汽化表面进行蒸发浓缩的方法是
176. 根据药液的加入方式不同,蒸发设备有刮板式、离心式等,此为

(177～178题共用备选答案)
A. 水提醇沉法
B. 盐析法
C. 离心分离法
D. 醇提水沉法
E. 吸附澄清法

177. 主要用于蛋白质类成分的精制,也常用于芳香水中挥发油的分离
178. 可以使固液及两种不相混溶的液体分离的方法

(179～180题共用备选答案)
A. 水丸
B. 口服液
C. 胶囊剂
D. 蜜丸
E. 糖粉

179. 沸腾干燥适宜干燥
180. 微波干燥适宜干燥

(181～182题共用备选答案)
A. 煎膏剂
B. 酊剂
C. 茶剂
D. 流浸膏剂
E. 酒剂

181. 主要用煎煮法制备的是
182. 可以采用溶解法和稀释法制备的是

(183～184题共用备选答案)
A. 合剂
B. 酊剂
C. 茶剂

D. 流浸膏剂
E. 糖浆剂

183. 可以采用热熔法、冷溶法、混合法制备的是
184. 可以袋泡或煎煮,多应用于治疗食积停滞、感冒咳嗽等症的是

(185～186题共用备选答案)
A. 煎膏剂
B. 酊剂
C. 糖浆剂
D. 流浸膏剂
E. 酒剂

185. 制备过程中要防止"返砂"现象产生的是
186. 药材用适宜的溶剂提取,蒸去部分溶剂,调整浓度至每1mL相当于原药材1g的制剂是

(187～188题共用备选答案)
A. 阴离子表面活性剂
B. 阳离子表面活性剂
C. 非离子表面活性剂
D. 两性离子表面活性剂
E. 三性离子表面活性剂

187. 平平加O属于
188. 棕榈山梨坦属于

(189～190题共用备选答案)
A. 酸败
B. 破裂
C. 分层
D. 转相
E. 絮凝

189. 乳剂受外界因素作用,使体系中油或乳化剂发生变质的现象,此为
190. 乳滴聚集成团但保持乳滴的完整分散体而不呈现合并现象,此为

(191~192题共用备选答案)
A. 酸败
B. 破裂
C. 分层
D. 转相
E. 絮凝

191. O/W 型乳剂转成 W/O 型乳剂或出现相反的变化的为
192. 乳剂中液滴聚集后乳化膜破裂,液滴合并,并与分散介质分离成不相混溶的两层的为

(193~194题共用备选答案)
A. 干胶法
B. 湿胶法
C. 新生皂法
D. 两相交替加入法
E. 机械法

193. 石灰水与花生油组成的石灰擦剂的制备方法为
194. 先将乳化剂加入水中,再将油加入,用力搅拌使成初乳,加水稀释至全量,混匀的制备方法为

(195~196题共用备选答案)
A. 干胶法
B. 湿胶法
C. 新生皂法
D. 两相交替加入法
E. 机械法

195. 将油相、水相、乳化剂混合后应用乳化机械所提供的强大乳化能而制成乳剂的制备方法为
196. 将水相加至含乳化剂的油相中,用力研磨使成初乳,再稀释至全量,混匀的制备方法为

(197~198题共用备选答案)
A. 阴离子表面活性剂
B. 阳离子表面活性剂
C. 非离子表面活性剂
D. 两性离子表面活性剂
E. 三性离子表面活性剂

197. 水溶性强,在酸性和碱性溶液中均较稳定,具有良好的表面活性和杀菌作用的是
198. 毒性和溶血作用较弱,广泛应用于外用制剂、内服制剂和部分注射剂中的是

(199~200题共用备选答案)
A. 亚硫酸钠
B. 胆汁
C. 氯化钠
D. 碳酸氢钠
E. 三氯叔丁醇

199. 注射剂中作为抗氧剂的是
200. 注射剂中作为渗透压调节剂的是

(201~202题共用备选答案)
A. 亚硫酸钠
B. 胆汁
C. 氯化钠
D. 碳酸氢钠
E. 三氯叔丁醇

201. 注射剂中用于调节 pH 的是
202. 注射剂中作为抑菌剂和减轻疼痛的附加剂的是

(203~204题共用备选答案)
A. 静脉注射液
B. 脊椎腔注射液
C. 肌肉注射液
D. 皮下注射液
E. 皮内注射液

203. 多为水溶液,油溶液和一般混悬型注射液不能用,并且能导致红细胞溶解或使蛋白质沉淀的药物均不宜采用
204. 常用于过敏性试验或疾病诊断,一次注射量在 0.2mL 以下的为

(205～206题共用备选答案)
　A. 等渗调节剂
　B. 局部止痛剂
　C. 防腐剂
　D. 抗氧剂
　E. 乳化剂
205. 利多卡因为
206. 苯甲酸为

(207～208题共用备选答案)
　A. 山梨醇注射液
　B. 氯化钠注射液
　C. 复方氨基酸注射液
　D. 血浆代用液
　E. 静脉脂肪乳注射液
207. 为氨基酸输液的是
208. 为胶体类输液的是

(209～210题共用备选答案)
　A. 置换价
　B. 渗透压
　C. 沉降体积比
　D. 热原
　E. 固体分散技术
209. 注射剂常用氯化钠、葡萄糖等调节的是
210. 药物的重量与同体积基质的重量之比为

(211～212题共用备选答案)
　A. 松香
　B. 乙醇
　C. 凡士林
　D. 氧化锌
　E. 淀粉
211. 橡胶膏剂中作为软化剂的是
212. 橡胶膏剂中作为增黏剂的是

(213～214题共用备选答案)
　A. 橡胶膏剂
　B. 滴眼剂
　C. 注射剂
　D. 黑膏药
　E. 软膏剂
213. 制法过程为"药料提取→炼油→下丹成膏→去火毒→摊涂"的是
214. 可用溶剂法和热压法制备的是

(215～216题共用备选答案)
　A. 灭菌注射用水
　B. 纯化水
　C. 注射用水
　D. 制药用水
　E. 蒸馏水
215. 饮用水经蒸馏法、离子交换法、电渗析法等制得的供药用的水,不含任何附加剂的是
216. 纯化水、注射用水与灭菌注射用水均为

(217～218题共用备选答案)
　A. 片剂
　B. 蜜丸
　C. 水丸
　D. 滴丸
　E. 胶囊剂
217. 内容物可以是液体药物的是
218. 可以用滴制法、压制法制备的是

(219～220题共用备选答案)
　A. 水溶性颗粒剂
　B. 酒溶性颗粒剂
　C. 混悬性颗粒剂
　D. 块状冲剂
　E. 泡腾性颗粒剂
219. 采用模压法或机压法制备即得
220. 将处方中药材提取、精制得稠膏或干膏粉,分成两份,一份中加入有机酸及其他适量辅料制成酸性颗粒,干燥备用;另一

份加入弱碱及其他适量辅料制成碱性颗粒,干燥备用。再将两种颗粒混合均匀,整粒,包装即得

(221~222题共用备选答案)
A. 水溶性颗粒剂
B. 酒溶性颗粒剂
C. 混悬性颗粒剂
D. 块状冲剂
E. 泡腾性颗粒剂

221. 将处方中部分药材提取制成稠膏,其余药材粉碎成细粉加入,必要时添加适宜辅料制成颗粒为

222. 多以60%乙醇,采用渗漉法、浸渍法或回流法制备,制成品可以替代药酒服用的为

(223~224题共用备选答案)
A. 口含片
B. 咀嚼片
C. 溶液片
D. 舌下片
E. 阴道片

223. 硝酸甘油片为
224. 复方草珊瑚片为

(225~226题共用备选答案)
A. 水分
B. 溶化性
C. 均匀度
D. 外观性状
E. 崩解时限

225. 散剂需要进行的特殊检查为
226. 片剂需要进行的特殊检查为

(227~228题共用备选答案)
A. 片剂
B. 蜜丸
C. 水丸

D. 滴丸
E. 胶囊剂

227. 在制备过程中要注意控制硬度的是
228. 生物利用度一般较高的是

(229~230题共用备选答案)
A. 红糖
B. 冰糖
C. 蔗糖
D. 饴糖
E. 蜂蜜

229. 为片剂优良的稀释剂,兼有矫味和黏合作用的是

230. 糖浆剂用的多是

(231~232题共用备选答案)
A. 润滑剂
B. 湿润剂
C. 黏合剂
D. 崩解剂
E. 吸收剂

231. 10%淀粉浆在片剂中的作用为
232. 羧甲基淀粉钠在片剂中的作用为

(233~234题共用备选答案)
A. 分散片
B. 包衣片
C. 口含片
D. 舌下片
E. 溶液片

233. 遇水能迅速崩解形成均匀的水分散体的片剂为

234. 临用前加适量水或缓冲液溶解制成溶液而供外用的片剂为

(235~236题共用备选答案)
A. 毛细管作用
B. 改善了药物的润湿性

C. 酶解作用
D. 膨胀作用
E. 产气作用

235. 碳酸氢钠与枸橼酸在片剂中作为崩解剂的主要崩解机理为
236. 表面活性剂在片剂中作为辅助崩解剂的主要崩解机理为

(237~238 题共用备选答案)
A. 打光
B. 糖衣层
C. 粉衣层
D. 隔离层
E. 有色糖衣层

237. 35%阿拉伯胶浆在包糖衣时主要用于
238. 滑石粉在包糖衣时主要用于

(239~240 题共用备选答案)
A. 糖浆
B. 有色糖浆
C. 滑石粉
D. 胶浆
E. 川蜡

239. 多用于包隔离层,可增加衣层黏性、塑性和牢固性,并对片心起保护作用的是
240. 主要用于片剂避免见光分解和便于区别不同品种的是

参考答案

1. E	2. B	3. E	4. A	5. D	6. E	7. B	8. C	9. E	10. E
11. E	12. C	13. A	14. E	15. B	16. B	17. A	18. B	19. D	20. D
21. C	22. A	23. E	24. C	25. A	26. E	27. B	28. E	29. E	30. C
31. C	32. D	33. C	34. E	35. C	36. D	37. A	38. C	39. B	40. E
41. E	42. C	43. C	44. A	45. C	46. D	47. D	48. D	49. C	50. C
51. B	52. C	53. D	54. C	55. C	56. A	57. D	58. D	59. E	60. E
61. B	62. C	63. E	64. B	65. C	66. A	67. E	68. C	69. A	70. E
71. B	72. C	73. C	74. C	75. C	76. C	77. A	78. D	79. C	80. A
81. D	82. A	83. E	84. B	85. A	86. A	87. A	88. E	89. C	90. B
91. E	92. A	93. A	94. C	95. C	96. D	97. C	98. A	99. C	100. B
101. E	102. E	103. C	104. D	105. C	106. B	107. D	108. A	109. D	110. E
111. E	112. C	113. E	114. C	115. D	116. E	117. E	118. E	119. E	120. C
121. B	122. C	123. C	124. B	125. D	126. C	127. C	128. B	129. D	130. D
131. C	132. E	133. B	134. C	135. C	136. C	137. D	138. D	139. C	140. E
141. B	142. D	143. C	144. C	145. D	146. C	147. D	148. D	149. C	150. D
151. C	152. C	153. A	154. D	155. D	156. E	157. A	158. C	159. C	160. C
161. D	162. C	163. C	164. C	165. A	166. D	167. C	168. C	169. A	170. C
171. C	172. C	173. D	174. E	175. C	176. D	177. B	178. C	179. C	180. D
181. A	182. B	183. E	184. C	185. C	186. D	187. C	188. C	189. D	190. C
191. D	192. B	193. C	194. B	195. E	196. A	197. B	198. C	199. A	200. C

201. D	202. E	203. A	204. E	205. B	206. C	207. C	208. D	209. B	210. A
211. C	212. A	213. D	214. A	215. B	216. D	217. E	218. E	219. D	220. E
221. C	222. B	223. D	224. A	225. C	226. E	227. A	228. D	229. C	230. C
231. C	232. D	233. A	234. E	235. E	236. B	237. D	238. C	239. D	240. B

中药调剂学

一、A 型题（单句型最佳选择题）

答题说明：

以下每一道考题下面有 A、B、C、D、E 五个备选答案。请从中选择一个最佳答案。

1. 下列不属于"焦四仙"的是
   A. 焦神曲
   B. 焦麦芽
   C. 焦山楂
   D. 焦槟榔
   E. 焦枳实

2. 白芥子的应付规格是
   A. 芥子
   B. 芥末子
   C. 生芥子
   D. 炒芥子
   E. 生白芥子

3. 姜炭的正名是
   A. 炮姜炭
   B. 黑姜
   C. 炮姜
   D. 干姜炭
   E. 干姜

4. 下列属于妊娠禁用药的是
   A. 大黄
   B. 巴豆
   C. 甘遂
   D. 马钱子
   E. 附子

5. 皮肤病最应忌的食物是
   A. 生冷食物
   B. 脂肪、动物内脏
   C. 油腻、煎炸食物
   D. 黏腻、固硬、不易消化的食物
   E. 鱼虾蟹等腥膻发物

6. 不宜与狼毒同用的是
   A. 密陀僧
   B. 芒硝
   C. 大黄
   D. 人参
   E. 芫花

7. 铁皮是指
   A. 外皮颜色黑褐如铁的优质当归
   B. 四川出产的皮色较黑的附子
   C. 猪苓药材的皮黑肉白
   D. 川木香的根呈圆柱形，根头发黑，表面棕褐如铁
   E. 山参主根上端较粗的部分具细密、深的黑色横环纹

8. 根据不同时期或条件分，《黄帝内经》中所记载的方剂属于
   A. 经方

B. 时方

C. 法定处方

D. 秘方

E. 验方

9. 不属于处方前记的内容有

A. 医院全称

B. 就诊时间

C. 患者住院号

D. 就诊科别

E. 患者住址

10. 中药汤剂处方正文不包括的内容有

A. 药名

B. 规格

C. 剂量

D. 剂数

E. 脚注

11. 修治是为了

A. 增强疗效

B. 降低毒性

C. 洁净药物,除去非药用部位和杂质

D. 掩盖气味

E. 除去异味

12. 药物调剂、煎煮的特殊要求应注明在

A. 药名之前

B. 处方右上角

C. 处方左上角

D. 药品之后上方

E. 不需要注明

13. 下列不是脚注术语的是

A. 先煎

B. 后下

C. 另煎

D. 服法

E. 打碎

14. 下列属于药物类药引的是

A. 蜂蜜

B. 茶叶

C. 大枣

D. 醋

E. 蛋黄

15. 医师开汤剂处方时,若对药物的产地、炮制有特殊要求,应

A. 注明在药品之后上方,并加括号

B. 在药名之前写出

C. 在处方前记中注明

D. 在处方后记中注明

E. 直接告知调剂人员

16. 开具哪类处方时应有病历记录

A. 麻醉药品

B. 精神药品

C. 医疗用毒性药品

D. 放射性药品

E. 超剂量药品

17. 下列药物不需要后下的是

A. 薄荷

B. 豆蔻

C. 降香

D. 地黄

E. 鱼腥草

18. 下列药物在临床使用时不属于冲服的是

A. 三七

B. 鹿茸

C. 羚羊角

D. 大黄

E. 蕲蛇

19. 矿石类中药因质地坚硬煎煮时应

A. 包煎

B. 后下

C. 先煎
D. 冲服
E. 烊化

20. 下列药物适合烊化服用的是
    A. 自然铜
    B. 沉香
    C. 海金沙
    D. 鹿角胶
    E. 羚羊角

21. 关于医师处方有效期正确的是
    A. 当日有效
    B. 3日内有效
    C. 7日内有效
    D. 超过期限自行更改日期
    E. 超过期限则减去过期天数的剂数

22. 关于处方留存期限错误的是
    A. 毒性中药处方留存2年
    B. 麻醉中药处方留存3年
    C. 一般药处方留存1个月
    D. 处方留存期满后登记
    E. 已登记的处方由单位负责人批准销毁

23. 海藻、甘草在同一处方中出现时,应
    A. 与其他调剂人员协商后调配
    B. 找出具处方的医生重新签字后调配
    C. 拒绝调配
    D. 照方调配
    E. 自行改方后调配

24. 处方为开具当日有效,特殊情况下由开具处方的医师注明有效期限,有效期最长不得超过
    A. 1天
    B. 2天
    C. 3天
    D. 4天

E. 5天

25. 遇缺药或特殊情况需要修改处方时,要由
    A. 院长修改后才能调配
    B. 药局主任修改后才能调配
    C. 两名以上调剂人员协商修改后才能调配
    D. 处方医师修改后才能调配
    E. 处方医师修改,并在修改处签字后才能调配

26. 药品剂量应
    A. 用市制单位
    B. 用英制单位
    C. 用公制单位
    D. 用国际单位
    E. 以剂为单位

27. 急诊处方不超过几天用量
    A. 1天
    B. 4天
    C. 3天
    D. 5天
    E. 7天

28. 关于处方管理制度,以下叙述错误的是
    A. 处方一般不得超过7日用量
    B. 处方中的药品剂量与数量一律用阿拉伯数字书写
    C. 西药、中成药、中药饮片要分别开具处方
    D. 麻醉药品处方保留2年
    E. 急诊处方的印刷用纸应为淡黄色

29. 医师开具的处方有效期最长不得超过
    A. 3天
    B. 4天
    C. 5天
    D. 7天
    E. 11天

30. 医疗用毒性药品、精神药品及戒毒药品处方应保留
    A. 1年
    B. 2年
    C. 3年
    D. 4年
    E. 5年

31. 要写清炮制品才给付炮制品的药材有
    A. 薏苡仁、芡实
    B. 山楂、麦芽
    C. 山药、白芍
    D. 王不留行、苍耳子
    E. 龙骨、牡蛎

32. 处方中未注明炮制要求,即付生品的是
    A. 草乌
    B. 穿山甲
    C. 王不留行
    D. 自然铜
    E. 黄芩

33. 以下不属于合理用药目的的是
    A. 发挥药物的最大效能
    B. 对中药不良反应进行监督和考察
    C. 使患者以最少的支出获得最好的治疗效果
    D. 防止或减轻不良反应
    E. 有效利用卫生资源

34. 经方是指
    A. 《黄帝内经》《伤寒杂病论》《金匮要略》等经典著作中所记载的方剂
    B. 指从清代至今出现的方剂
    C. 由医院药房根据经常性医疗需要,与医师协商制定的方剂
    D. 《中华人民共和国药典》、局颁标准中所收载的处方
    E. 医疗上有独特疗效、不轻易外传(多系祖传)的药方

35. 验方是指
    A. 《黄帝内经》《伤寒杂病论》《金匮要略》等经典著作中所记载的方剂
    B. 由医院药房根据经常性医疗需要,与医师协商制定的方剂
    C. 民间积累的经验方
    D. 指从清代至今出现的方剂
    E. 配伍比较简单而有良好药效的方剂,往往只有一二味药

36. 相须、相使配伍产生什么作用
    A. 协同作用,增强疗效
    B. 拮抗作用,降低疗效
    C. 减轻或消除毒副作用
    D. 产生毒副作用
    E. 相互制约

37. 以下配伍中属于相须的是
    A. 党参配黄芪
    B. 黄芪配茯苓
    C. 麻黄配杏仁
    D. 生半夏配生姜
    E. 赤芍配白芍

38. 一种药物的毒性或副作用能被另一种药物减轻或消除是指中药配伍中的
    A. 相使
    B. 相畏
    C. 相杀
    D. 相恶
    E. 相反

39. 两种药物的合用能互相抑制、降低或丧失药效,属中药配伍中的
    A. 相须
    B. 相使
    C. 相畏

D. 相恶

E. 相反

40. 以下不属于中药配伍关系的是
    A. 相须
    B. 相使
    C. 相佐
    D. 相反
    E. 相杀

41. 乌头碱中毒主要是针对
    A. 神经系统
    B. 消化系统
    C. 泌尿系统
    D. 循环系统
    E. 皮肤和黏膜

42. 具相恶配伍关系的药对是
    A. 生半夏与生姜
    B. 朱砂与昆布
    C. 黄芩与生姜
    D. 黄芩与大黄
    E. 延胡索与马钱子

43. 以下药物配伍属于相须的是
    A. 麻黄与黄芩
    B. 党参与黄芪
    C. 生姜与黄芩
    D. 半夏与生姜
    E. 人参与莱菔子

44. 相恶是指
    A. 一种药物的毒性或副作用,能被另一种药物减轻或消除
    B. 两种药物合用,能产生毒性反应或者副作用
    C. 两种药物的合用能相互抑制、降低或丧失药效
    D. 两种药物合用可增强相互作用

E. 一种药物可纠正另一种药物的偏性

45. 下列药物配伍无相畏作用的是
    A. 巴豆与牵牛子
    B. 芒硝与三棱
    C. 肉桂与赤石脂
    D. 丁香与郁金
    E. 芒硝与大黄

46. 下列药物配伍属于十九畏的是
    A. 乌头与半夏
    B. 官桂与石脂
    C. 甘草与芫花
    D. 藜芦与丹参
    E. 山药与天花粉

47. 以下不属于配伍禁忌的是
    A. 巴豆与牵牛子
    B. 贝母与草乌
    C. 芫花与藜芦
    D. 肉桂与赤石脂
    E. 丁香与郁金

48. 以下药物中,妊娠慎用的药是
    A. 马钱子
    B. 天山雪莲
    C. 川牛膝
    D. 华山参
    E. 麝香

49. 属于妊娠忌用药的是
    A. 桃仁
    B. 益母草
    C. 枳实
    D. 马钱子
    E. 番泻叶

50. 牛黄解毒片与哪类物质合用会降低药物疗效

A. 庆大霉素
B. 青霉素
C. 四环素
D. 维生素
E. 红霉素

51. 含黄酮类成分的中药不宜与哪类物质合用
   A. 维生素
   B. 四环素
   C. 酶制剂
   D. 降糖灵
   E. 铝、镁、钙药物

52. 含朱砂成分的中药制剂与哪类物质合用会导致医源性肠炎
   A. 含溴化物的制剂
   B. 四环素
   C. 酶制剂
   D. 降糖灵
   E. 铝、镁、钙药物

53. 含有机酸的药物与哪类物质合用会失去治疗作用
   A. 维生素
   B. 四环素
   C. 含溴化物的制剂
   D. 碱性药物
   E. 铝、镁、钙药物

54. 下列哪种疾病患者忌服天仙子
   A. 高血压
   B. 贫血
   C. 青光眼
   D. 哮喘
   E. 中风

55. 生狼毒不宜与哪味药同用
   A. 天仙子
   B. 牛膝

C. 黄连
D. 密陀僧
E. 洋金花

56. 质地较重的药常用量为
   A. 9～18g
   B. 9～30g
   C. 9～45g
   D. 18～45g
   E. 30～45g

57. 关于中药用量的原则,以下叙述错误的是
   A. 成人和体质强壮的病人,用量可适当大些
   B. 儿童及年老体弱患者,剂量可酌减
   C. 病情轻者,不宜重剂量
   D. 病情重者,剂量应适当增加
   E. 新病者,往往低于久病者的剂量

58. 6～9岁儿童的中药用量相当于成人剂量的
   A. 1/3～2/5
   B. 1/4～1/3
   C. 2/5～1/2
   D. 1/2～2/3
   E. 2/3～1

59. 贵重药物临床用量是
   A. 0.03～0.6g
   B. 0.3～1g
   C. 1～3g
   D. 3～6g
   E. 6～9g

60. 汉代的衡量单位为铢。多少铢等于一两
   A. 24
   B. 25
   C. 12

D. 16

E. 20

61. 在斗谱中,白梅花因质地轻用量较少,应放在斗架的

    A. 高层

    B. 低层

    C. 左侧

    D. 右侧

    E. 边架

62. 不属于中药调剂基本设施的是

    A. 毒性中药柜

    B. 成药柜

    C. 调剂台

    D. 发药台

    E. 包装台

63. 中药斗谱排列的目的是

    A. 便于审核发药

    B. 便于特殊药品的存放

    C. 便于药品质量自查

    D. 便于调剂操作

    E. 便于监督部门的检查

64. 洋地黄类药物中毒的西药治疗方法是

    A. 口服或静滴氯化钾

    B. 注射可拉明、洛贝林

    C. 静脉输入葡萄糖注射液

    D. 应用二巯基丙醇类

    E. 使用中枢抑制药

65. 下列药物应放在斗架高层的是

    A. 月季花

    B. 磁石

    C. 甘草

    D. 薄荷

    E. 大黄炭

66. 质地松泡且用量大的饮片应放在斗架的

    A. 最下层

    B. 下层

    C. 中层

    D. 上层

    E. 最上层

67. 下列在药斗架中不用特殊存放的中药

    A. 属于配伍禁忌的药物

    B. 是有恶劣气味的药物

    C. 是贵重药物

    D. 是毒性中药和麻醉中药

    E. 需要先煎或后下

68. 宜存放在加盖的瓷罐中的药物是

    A. 熟地黄

    B. 焦麦芽

    C. 焦山楂

    D. 焦神曲

    E. 升麻

69. 需要专柜存放的贵细药是

    A. 紫河车

    B. 党参

    C. 蛤蚧

    D. 乳香

    E. 牛黄

70. 中药处方的调配程序为

    A. 计价收费→审方→调配→复核→发药

    B. 审方→调配→计价收费→复核→发药

    C. 审方→计价收费→调配→复核→发药

    D. 审方→复核→计价收费→调配→发药

    E. 审方→调配→复核→计价收费→发药

71. 原则上,药房贮用量不宜超过日消耗量的

    A. 5倍

    B. 10倍

    C. 20倍

D. 30 倍

E. 50 倍

72. 关于中药调剂工作制度,以下叙述错误的是

　　A. 处方日期超过 2 日的应请处方医师重新签字方可调配

　　B. 审方人员无权修改医师处方

　　C. 计价时应使用黑色或蓝色钢笔、圆珠笔

　　D. 调配人员对所调配的饮片质量负有监督的责任

　　E. 一张处方不宜两人共同调配

73. 下列不属于中药调剂工作流程环节的是

　　A. 审方
　　B. 调配
　　C. 计价
　　D. 领药
　　E. 发药

74. 凉暗处是指温度不超过

　　A. 5℃
　　B. 10℃
　　C. 15℃
　　D. 20℃
　　E. 25℃

75. 关于计价,下列说法不正确的是

　　A. 药价要执行医院物价部门核准的价格,不得随意变动,更不得任意估价

　　B. 计价一定要求准确,应注意帖(付)数,以免造成补费和退费现象

　　C. 公费医疗、合同记账应注意单位图章、日期、姓名等

　　D. 计算的金额要求书写清楚,以免造成不必要的麻烦

　　E. 对分等级的药材,应注明等级或单价,以免调配时混淆

76. 十大九糠指的是

　　A. 辛夷
　　B. 大黄
　　C. 牛黄
　　D. 何首乌
　　E. 鸡血藤

77. 关于发药,下列说法不正确的是

　　A. 检查附带药品是否齐全

　　B. 处方中需特殊处理的药物,或需另加药引,以及煎法、用法、服法必须向患者说明

　　C. 计价一定要求准确,应注意帖(付)数,以免造成补费和退费现象

　　D. 核对患者姓名、取药凭证号码、交款凭证及药剂(帖)数

　　E. 检查内服、外用药是否用专用包装,外用药是否标明用法并向患者特别说明

78. 关于复核,以下说法不正确的是

　　A. 调配的药味、称取的分量和质量是否与处方相符

　　B. 问清患者配药帖(付)数,是自煎还是代煎

　　C. 有特殊煎服法的药物是否已做另包和说明

　　D. 调配的药味是否与处方应付的要求相一致

　　E. 代煎药,应复核煎药凭证与处方上的姓名、送药日期、时间、地址、药帖(付)数是否相符

79. 下列药物不属于人参再造丸处方中所列药的是

　　A. 人参
　　B. 牛黄
　　C. 麝香
　　D. 丁香
　　E. 天麻

80. 下列药物不属于木香槟榔丸处方中所列药的是
    A. 木香
    B. 槟榔
    C. 枳壳
    D. 陈皮
    E. 天仙子

81. 下列药物不属于七厘散处方中所列药的是
    A. 血竭
    B. 红花
    C. 儿茶
    D. 没药
    E. 牛膝

82. 以下不属于中成药非处方药的遴选原则的是
    A. 中西药并重
    B. 疗效确切
    C. 质量稳定
    D. 应用安全
    E. 使用方便

83. 以下属于常用中成药非处方药的是
    A. 柏子养心丸
    B. 乐脉颗粒
    C. 狗皮膏
    D. 木香槟榔丸
    E. 养血安神丸

84. 以下属于常用中成药处方药的是
    A. 柴胡口服液
    B. 三七片
    C. 心通口服液
    D. 当归丸
    E. 明目上清片

85. 根据 GSP 的规定，怕压药品应
    A. 定期循环抽查
    B. 定期送样检查
    C. 采取隔离措施
    D. 集中存放
    E. 定期翻垛

86. 首选的煎药器具是
    A. 铜器
    B. 铁器
    C. 银器
    D. 玻璃制器
    E. 陶瓷制器

87. 下列有关汤剂用法的叙述，不正确的是
    A. 一般汤药多宜温服，但热性病者应冷服，寒性病者应热服
    B. 冬季服用汤剂比夏季服用临床效果要好
    C. 一般疾病服药，多采用每日1剂，每剂分2次或3次服用
    D. 多数药物宜饭前服，有利于药物吸收
    E. 对胃肠有刺激性的药宜饭后服

88. 补益药宜在什么时候服用
    A. 饭前
    B. 饭后
    C. 睡前
    D. 早、中、晚
    E. 随时服用

89. 关于煎药用水及加水量，下列说法不正确的是
    A. 用水汤剂的溶媒主要是用洁净的水，目前所常用的是自来水、井水或洁净的河水、海水等
    B. 用水过多，虽能增加有效成分的溶出量，但汤液的量过大，不宜病人服用
    C. 汤剂加水量的多少，直接影响煎药的质量
    D. 用水过少，会使有效成分不易全部煎出，药物有效成分可因局部高热而受到破坏

E. 常用的加水方法是加水至超过药物表面 3~5cm 为度,第二次煎煮可超过药渣表面 1~2cm

90. 下列关于剂型的说法不正确的是
    A. 汤剂按其制备方法的不同可分为煮剂、煎剂、煮散和沸水泡药四种类型
    B. 煎剂是将经过煎煮去渣的药液,再经加热浓缩所得的液体剂型
    C. 煮剂是用一定的温度和加热时间,煎煮药物所得的液体剂型
    D. 煮散是汤剂之一种,乃药材粗颗粒与水共煮去渣取汁而制成的液体药剂
    E. 沸水泡药是药物经过沸水浸泡去渣所得的液体剂型。沸水泡药,频频饮之,故又称冲剂

91. 关于服药时的饮食禁忌,下列说法不正确的是
    A. 服解表、透疹药时,宜少食生冷及酸味食物
    B. 热性疾病,应禁用或少食酒类、辣味、鱼类、肉类等食物
    C. 酒类、辣味食物性热,鱼类、肉类食物厚腻易生热生痰,食后助长病邪,使病情加重
    D. 服药时一般宜少食不易消化的食物
    E. 服温补药时,应少饮茶,多食萝卜

92. 关于煎药前的饮片浸泡,下列说法不正确的是
    A. 植物中药在煎煮前浸泡,其目的是为使中药有效成分首先溶解在药材组织中
    B. 同时可避免在加热煎煮时,药材组织中所含蛋白质凝固,淀粉糊化,使有效成分不易渗出
    C. 浸泡时间应根据药材的性质而定
    D. 浸泡有利于有效成分的溶出,从而提高中药在临床上的治疗作用

E. 对花、茎、全草类药材为主的,可浸泡2~3分钟;以根、根茎、种子、果实等药材为主的,可浸泡6分钟,但浸泡的时间不宜过久

93. 防虫的关键温度是
    A. 4℃
    B. 15℃
    C. 35℃
    D. 25℃
    E. 50℃

94. 要使中药的绝对含水量不会有较大的改变,空气相对湿度应为
    A. 70%
    B. 10%
    C. 50%
    D. 30%
    E. 60%

95. 枸杞子发生虫害较严重的气温和含水量是
    A. 气温25℃,含水量为20%以上
    B. 气温25℃,含水量为16%以上
    C. 气温15℃,含水量为20%以上
    D. 气温20℃,含水量为15%以上
    E. 气温10℃,含水量为20%以上

96. 以下关于中药变色的说法中,不正确的是
    A. 中药色泽不仅是中药外表性状鉴别的标志,也是中药品质好坏的指标之一
    B. 中药的变色指中药在采收、加工、贮藏过程中,由于保管养护不当而引起中药自身固有色泽改变
    C. 变色使不少中药变质失效,故防止中药变色甚为重要
    D. 变色的主要原因是中药由于酶的作用而发生化学反应,产生新的有色物质,使中药变色
    E. 变色的发生往往使不少中药变质失效,

不能再供药用 散失

97. 以下各药属于较易泛油的中药是
    A. 当归
    B. 使君子仁
    C. 枸杞子
    D. 防风
    E. 狗肾

98. 要使一定时间内大多数害虫因缺氧而窒息死亡,则中药堆件中的氧浓度应降到
    A. 0
    B. 1%～2%
    C. 3%～4%
    D. 2%～3%
    E. 4%～5%

99. 关于湿度对中药贮藏的影响,下述错误的是
    A. 湿度对中药贮藏能直接引起潮解、溶化、糖质分解、霉变等各种变化
    B. 空气相对湿度在70%时,中药的绝对含水量不会有较大的改变
    C. 一般药物的含水量为15%～25%,如果贮藏条件不善,逐渐吸收空气中的水蒸气,会使含水量增加
    D. 中药的含水量与空气的湿度有密切关系
    E. 当空气相对湿度在60%以下时含结晶水较多的矿物药易风化

100. 下列关于药材的贮藏说法不正确的是
    A. 含鞣质药材易氧化变色
    B. 含苷类的中药在贮藏时必须注意干燥,避免湿气的侵入
    C. 生物碱类中药应避光贮藏
    D. 含有色素的药材在加工炮制时应尽量避免使用铁质工具和容器
    E. 含挥发油药材的加工常采用较低温度干燥,一般不宜超过15℃,以免挥发油

101. 下列关于人参养护技术的说法中,错误的是
    A. 为了防止人参吸潮,可置于大缸,内放无水氯化钙吸潮
    B. 人参虫害严重,兼有发霉,可用磷化铝、溴甲烷等熏蒸剂熏蒸
    C. 在养护季节,可用充氮降氧法进行气调养护
    D. 如遇糖返潮,可用温开水将浮糖泡去后,再浸一次糖汁,并快速烘干至安全水分含量
    E. 红参久储色变暗,可用浓茶水、细毛刷刷洗两次,在日光下晒干,再用硫黄熏蒸

102. 下列关于化学药剂养护技术的说法,错误的是
    A. 在中药养护中抑制霉、虫的生长,最好是创造一个不适于它们生长的环境,但有时在药房少量保管时不易办到,因此可以采用药物防治的方法
    B. 应用于中药的防霉杀虫剂必须对人类无害、毒小、效高、价低、防霉效果持久
    C. 目前应用的各种防霉剂和杀虫剂较多,适用于中药的防霉杀虫剂也很多
    D. 药物防虫霉就是利用药物来抑制霉、虫的生长和繁殖
    E. 目前,所用的直接与中药接触的杀虫防霉剂有氯仿、有机氯、硫黄、水杨酸、福尔马林等

103. 下列关于番红花养护技术的说法中,错误的是
    A. 番红花原为进口药材,近年国内引种成功
    B. 本品容易泛油、变色,受潮易霉。数量少的多用铁盒或棕色玻璃瓶盛装,数量

多的用铁筒

C. 拆装破封的为保持色泽和防潮,可放入石灰缸内长久保存

D. 番红花的安全水分为10%～13%,在相对湿度75%以下,不致生霉、生虫

E. 如发现潮湿生虫,不能暴晒,也不能用硫黄熏蒸,宜用气调方法养护

104. 下列关于鲜药养护与保管的说法错误的是

A. 发现霉败现象,立即采用适当措施,加以防治

B. 调剂工作人员首先要掌握各种鲜药的特性,采取不同的方法加以管理

C. 管理鲜药主要在于保养它的液汁成分,不使其变质

D. 要掌握自然气候的变化和日常销量的规律,使鲜药保持质量不变,适应医疗上的需要

E. 鲜药的管理不属于中药保管养护

105. 可驱除黄曲霉素的是

A. 荜澄茄

B. 大黄

C. 丹参

D. 钩藤

E. 鸡内金

106. 下列关于摊晾法的正确解释是

A. 梅雨季节来临时,可将中药贮藏于冷藏库中

B. 将木炭烘干,用皮纸包好,夹置于易潮、易霉的中药内,吸收浸入的水分而防霉虫

C. 将中药置于室内或阴凉处,使其借温热空气的流动,吹去水分而干燥

D. 在地下室贮藏中药,及时摊开稍晾

E. 将垛底中药翻到垛面,或堆成通风垛,使热气及水分散发

107. 下列不属于干燥养护技术的是

A. 摊晾法

B. 石灰干燥法

C. 高温烘燥法

D. 地下室贮藏法

E. 密封吸湿法

108. 下列有关气调养护法的叙述,不正确的是

A. 气调也就是对空气组成的调整管理

B. 气调养护就是将中药所处环境的氧浓度进行有效的控制

C. 气调养护就是人为地调整空气的压力

D. 气调养护法可使需要氧气的生物学反应和化学反应均受到抑制

E. 气调养护就是人为地造成低氧状态

109. 以下不属于乌头类药物中毒后解救和治疗方法的是

A. 清除毒物,如洗胃、导泻等

B. 用阿托品治疗心动过缓、传导阻滞

C. 让病人保持安静,避免声音、光线刺激

D. 利多卡因治疗异位心律失常

E. 甘草、绿豆煎汤饮用

110. 质重饮片放在药斗的

A. 上层

B. 下层

C. 中层

D. 低层

E. 高层

111. 下面属于合理用药的是

A. 合并用药过多

B. 给药剂量过大或过小、疗程过长或过短

C. 给药途径不适宜、给药方法不当

D. 用药指征不明确、违反禁忌证

E. 适当选用贵重药

112. 法定处方是指

A.《黄帝内经》《伤寒杂病论》《金匮要略》等经典著作中所记载的方剂
B. 指从清代至今出现的方剂,它在经方基础上有很大发展
C.《中华人民共和国药典》、局颁标准中所收载的处方,它具有法律的约束力
D. 医疗上有独特疗效、不轻易外传(多系祖传)的药方
E. 由医院药房根据经常性医疗需要,与医师协商制定的方剂

113. 下列有关饮食禁忌的叙述,不正确的是
   A. 忌食可能影响药物吸收的食物
   B. 忌食葱、蒜、白萝卜、鳖肉、醋等
   C. 忌食对某种病证不利的食物
   D. 忌食与所服药物之间存在类似相恶或相反配伍关系的食物
   E. 忌食生冷、多脂、黏腻、腥臭及刺激性食物

114. 碳酸氢钠与什么药合用有配伍禁忌
   A. 含有大量鞣质的中药
   B. 含有大量黄酮成分的中药
   C. 含有有机酸的中药及其制剂
   D. 含麻黄的中成药
   E. 含朱砂成分的中药制剂

115. 以下不属于中西药配伍禁忌的是
   A. 维生素 B 与地榆
   B. 氢氧化铝与槐米
   C. 甲苯磺丁脲与甘草
   D. 四环素与自然铜
   E. 碳酸氢钠与麻黄

116.《医疗机构从业人员行为规范》适用于
   A. 医疗机构的医生、护士及药剂、医技人员
   B. 医疗机构的医护及后勤人员
   C. 医疗机构的管理、财务、后勤等人员

   D. 药学技术人员
   E. 医疗机构内所有从业人员

117. 医疗机构从业人员分为几个类别
   A. 3 个
   B. 4 个
   C. 5 个
   D. 6 个
   E. 7 个

118. 药学技术人员行为规范不包括
   A. 严格执行药品管理法律法规,科学指导合理用药
   B. 认真履行处方调剂职责,坚持查对制度
   C. 严格执行药品采购、验收、保管、供应等各项制度规定
   D. 加强药品不良反应监测、自觉执行药品不良反应报告制度
   E. 严格遵循临床诊疗和技术规范,使用适宜诊疗技术和药物

119. 哪些药材可防止冬虫夏草生虫
   A. 泽泻
   B. 藏红花
   C. 大蒜
   D. 细辛
   E. 生姜

120. 不属于埋藏养护技术的是
   A. 石灰埋藏法
   B. 木炭埋藏法
   C. 沙子埋藏法
   D. 糠壳埋藏法
   E. 地下室贮藏法

121. 关于摊晾法叙述不正确的是
   A. 将中药放在日光下摊开即可
   B. 适用于芳香类药材
   C. 主要适用挥发油类药材

D. 酸枣仁、苦杏仁可以用此法干燥

E. 此法是借助温热空气的流动,吹去水分而干燥的

122. 关于木炭干燥法说法错误的是
A. 先将木炭烘干,然后用皮纸包好夹置在易潮易霉的中药内的方法
B. 木炭不会与任何中药发生反应
C. 可以有效防止中药包装的内潮发热现象
D. 木炭一般用滤纸捆扎
E. 运输中常采用此方法

123. 冷藏温度是
A. 10℃以下
B. 0℃~10℃
C. 10℃~20℃
D. 20℃~25℃
E. 室温即可

124. 以下关于茎、皮类药材贮藏叙述正确的是
A. 皮类药材以根皮为主
B. 采收加工、贮藏不善时易发生"走气"
C. 茎类药材不容易发生霉蛀
D. 大多含有丰富的脂肪、蛋白质等,易遭鼠害
E. 皮类药材在贮藏中极易退色

125. 关于细贵药材养护与保管叙述错误的是
A. 细贵药来源不易、经济价值高,稀少而名贵,需特殊保管
B. 细贵药大多是植物、动物类,少数是菌藻类
C. 细贵药应放在专用库房内储存
D. 细贵药包括人参、党参
E. 细贵药应有专人负责

126. 关于冬虫夏草叙述错误的是
A. 虫草有扎把和散支两种规格

B. 为防潮可用纸封包或用透明玻璃纸封固
C. 体质返软的也可放于石灰缸中
D. 受潮应直火快烘
E. 有条件的还是以置冷藏室保管最宜

127. 饮片中的水分应严格控制在
A. 7%~9%
B. 7%~11%
C. 9%~13%
D. 7%~13%
E. 11%~13%

128. 下列叙述错误的是
A. 含挥发油多的药材切成饮片后,干燥温度和贮藏室温都不宜太高
B. 含糖分多的饮片在温度高、湿度大的时候容易吸潮
C. 种子类药材多贮存于缸、罐中
D. 盐炙的饮片室温下会析出盐分故要密闭保存
E. 矿物类饮片常贮于密封容器内

二、B型题（标准配伍题）

答题说明:

以下提供若干组考题,每组考题共用在考题前列出的A、B、C、D、E五个备选答案。请从中选择一个与问题关系最密切的答案。某个备选答案可能被选择一次、多次或不被选择。

(129~130题共用备选答案)
A. 去芦
B. 去心
C. 去皮壳
D. 去毛
E. 去核

129. 修治时桃仁需要除去的部位是

130. 修治时金樱子需要除去的部位是

(131～132题共用备选答案)
  A. 烊化
  B. 后下
  C. 另煎
  D. 先煎
  E. 包煎
131. 含黏液质较多的饮片宜
132. 含较多挥发性成分的饮片宜

(133～134题共用备选答案)
  A. 黄芪与茯苓
  B. 生南星与生姜
  C. 人参与莱菔子
  D. 甘草与甘遂
  E. 大黄与芒硝
133. 上述药物配伍相使的是
134. 上述药物配伍相须的是

(135～136题共用备选答案)
  A. 巴豆与牵牛子
  B. 甘遂与牵牛子
  C. 乌头与半夏
  D. 人参与丁香
  E. 人参与三棱
135. 属于十八反配伍的是
136. 属于十九畏配伍的是

(137～138题共用备选答案)
  A. 妊娠禁用药
  B. 妊娠忌用药
  C. 妊娠慎用药
  D. 妇科禁用药
  E. 产科忌用药
137. 一般包括通经祛瘀、行气破滞及药性辛热的中药,应根据孕妇病情酌情使用的为
138. 毒性较强或毒性猛烈,孕妇应避免应用的中药为

(139～140题共用备选答案)
  A. 磺胺类及碱性西药
  B. 维生素B
  C. 铝、镁、钙类药物
  D. 四环素
  E. 水杨酸衍生物
139. 甘草、鹿茸若长期和哪类药合用,能使消化道溃疡的发生率增加
140. 含有机酸的中药及其制剂,不宜与哪类药同服

(141～142题共用备选答案)
  A. 五倍子
  B. 黄芩
  C. 甘草
  D. 旋覆花
  E. 槐米
141. 不与水杨酸衍生物合用的是
142. 不与维生素B合用的是

(143～144题共用备选答案)
  A. 大活络丸
  B. 七厘散
  C. 牛黄解毒片
  D. 保和丸
  E. 归神丸
143. 与四环素合用,会降低四环素药效的是
144. 含有麻黄的中成药是

(145～146题共用备选答案)
  A. 郁金
  B. 牙硝
  C. 人参
  D. 川乌
  E. 石脂
145. 不宜与肉桂(官桂)同用的是
146. 不宜与丁香同用的是

(147~148题共用备选答案)

A. 轻粉
B. 生天南星
C. 生半夏
D. 生附子
E. 洋金花

147. 上述毒性中药中,不宜与乌头类药材同用的是
148. 上述毒性中药中,不宜与牵牛子同用的是

(149~150题共用备选答案)

A. 斑蝥
B. 何首乌
C. 龙骨
D. 牛黄
E. 川芎

149. 属于有毒药物的是
150. 属于贵重药材的是

(151~152题共用备选答案)

A. 生石膏
B. 牛黄
C. 灯心草
D. 麝香
E. 马钱子

151. 哪味药的临床常用量为9~45g
152. 哪味药的临床常用量为0.03~0.6g

(153~154题共用备选答案)

A. 泄热通便
B. 健脾和中
C. 消积导滞
D. 行气除胀
E. 其他

153. 枳术丸的功效为
154. 厚朴三物汤的功效为

(155~156题共用备选答案)

A. 高层
B. 低层
C. 中上层
D. 中层
E. 最下层的大药斗

155. 质地较轻且用量较少的饮片应放在斗架的
156. 常用饮片应放在斗架的

(157~158题共用备选答案)

A. 含淀粉、糖类、蛋白质等营养物质较多的中药
B. 含结晶水的中药
C. 含盐分较多的中药
D. 含挥发油多的中药
E. 含水分较多的中药

157. 易潮解的药物属于
158. 易霉烂的药物属于

(159~160题共用备选答案)

A. 油脂类
B. 苷类
C. 鞣质类
D. 生物碱
E. 挥发油

159. 具有容易被酶分解的性质的是
160. 遇铁盐变成黑色的是

(161~162题共用备选答案)

A. 潮解
B. 风化
C. 粘连
D. 腐烂
E. 泛油

161. 乳香易发生的变异是
162. 鲜生地黄易发生的变异是

(163~164题共用备选答案)

A. 20℃~35℃
B. 15℃~25℃

C. 30%
D. 50%
E. 75%

163. 中药表面附着的霉菌生长繁殖的适宜温度是

164. 中药表面附着的霉菌生长繁殖的相对湿度应在多少以上

(165~166题共用备选答案)
  A. 杏仁
  B. 党参
  C. 薄荷
  D. 刺猬皮
  E. 侧柏叶

165. 因含植物油脂多而泛油的中药是
166. 因含黏液质或糖分而泛油的中药是

(167~168题共用备选答案)
  A. 大青盐
  B. 乳香
  C. 鲜生地黄
  D. 芒硝
  E. 咸秋石

167. 易发生粘连的药物是
168. 易腐烂的药物是

(169~170题共用备选答案)
  A. 干燥养护技术
  B. 冷藏养护技术
  C. 埋藏养护技术
  D. 对抗同贮养护技术
  E. 化学药剂养护技术

169. 将中药埋入糠中,使外界湿气不致侵入,保持药材干燥,这种方法属于

170. 利用严密的库房及缸、瓶或其他包装器材,将中药密封,使中药与外界空气隔离,减少湿气侵入药材的机会,保持中药原有的水分,以防霉变与虫蛀。这种方法属于

(171~172题共用备选答案)
  A. 胶囊剂
  B. 水丸
  C. 片剂
  D. 蜜丸
  E. 散剂

171. "吸湿性与风化性较显著,必须充分干燥,包装防潮性能要好"指的是

172. "容易吸收水分,轻者可膨胀,严重时可长霉、粘连。遇热易软化;过于干燥,易脆裂"是指

(173~174题共用备选答案)
  A. 酸枣仁
  B. 大黄
  C. 人参
  D. 红花
  E. 桔梗

173. 需采用摊晾法干燥的中药是
174. 需采用木炭干燥法的中药是

(175~176题共用备选答案)
  A. 硫黄熏蒸法
  B. 磷化铝熏蒸法
  C. 氯化苦熏蒸法
  D. 氨水熏蒸
  E. 醋酸钠喷洒

175. 中药最早期的杀虫方法是
176. 具有特殊的刺激气味,会引起流泪的是

(177~178题共用备选答案)
  A. 硫黄熏蒸法
  B. 磷化铝熏蒸法
  C. 氯化苦熏蒸法
  D. 氨水熏蒸
  E. 醋酸钠喷洒

177. 除杀虫以外还可抑制杀灭药材微生物、抑制药材呼吸的是

178. 在20℃以上才能熏蒸的是

(179~180题共用备选答案)
A. 12%~17%
B. 11%~16%
C. 11%~15%
D. 6%~9%
E. 4.5%~6%

179. 党参的含水量控制在多少时不易发生异变
180. 麦冬的含水量控制在多少时不易发生异变

(181~182题共用备选答案)
A. 黄药子
B. 雷公藤
C. 鸡血藤
D. 雄黄
E. 牛黄

181. 属于动物类药材的是
182. 属于矿物类药材的是

(183~184题共用备选答案)
A. 鹿茸
B. 麝香
C. 牛黄
D. 哈士蟆油
E. 熊胆

183. 受热时表皮裂纹或崩口,受潮则变黑并发白斑的是
184. 忌用硫黄熏蒸以免变黑的是

(185~186题共用备选答案)
A. 鲜生地黄
B. 鲜沙参
C. 鲜石斛
D. 鲜佩兰
E. 鲜荷叶

185. 分单独保养、泥沙掩盖保养和种植保养的是
186. 属于夏季时令用药品的是

(187~188题共用备选答案)
A. 21℃
B. 25℃
C. 37℃
D. 95%
E. 75%

187. 饮片库房室温应控制在多少度以下
188. 饮片库房相对湿度保持在多少以下

(189~190题共用备选答案)
A. 胶囊剂
B. 丹剂
C. 注射剂
D. 散剂
E. 片剂

189. "要求色泽鲜艳,纯净而无杂质"是指
190. "应贮于中性硬质玻璃安瓿中,遮光,防冻结,防高热"是指

参考答案

1. E	2. D	3. C	4. D	5. E	6. A	7. B	8. A	9. E	10. E
11. C	12. D	13. D	14. C	15. B	16. A	17. D	18. D	19. C	20. D
21. A	22. C	23. B	24. C	25. E	26. C	27. C	28. D	29. A	30. B
31. C	32. E	33. B	34. A	35. C	36. A	37. A	38. B	39. D	40. C
41. A	42. C	43. D	44. D	45. E	46. B	47. D	48. D	49. E	50. C
51. E	52. A	53. D	54. C	55. D	56. C	57. E	58. C	59. B	60. A

61. A	62. D	63. D	64. A	65. A	66. A	67. E	68. A	69. E	70. C
71. D	72. A	73. D	74. D	75. A	76. B	77. C	78. B	79. D	80. E
81. E	82. A	83. E	84. C	85. E	86. E	87. B	88. B	89. A	90. E
91. E	92. E	93. B	94. A	95. A	96. D	97. D	98. B	99. C	100. E
101. E	102. C	103. C	104. E	105. A	106. C	107. D	108. C	109. C	110. D
111. E	112. C	113. B	114. C	115. E	116. E	117. D	118. E	119. B	120. B
121. A	122. D	123. B	124. B	125. D	126. D	127. C	128. D	129. C	130. D
131. E	132. B	133. A	134. E	135. C	136. A	137. C	138. B	139. E	140. A
141. C	142. A	143. C	144. A	145. E	146. A	147. C	148. B	149. A	150. D
151. A	152. E	153. B	154. D	155. A	156. C	157. C	158. E	159. B	160. C
161. C	162. D	163. A	164. E	165. A	166. B	167. B	168. C	169. C	170. A
171. E	172. A	173. A	174. D	175. A	176. C	177. B	178. C	179. B	180. C
181. E	182. D	183. A	184. C	185. B	186. D	187. B	188. E	189. B	190. C